Limpinsel

Der Anti-Diabetes-Plan

Der Anti-Diabetes-Plan

Unkonventionelle Strategien, die wirklich helfen. Wie ein betroffener Arzt seinen Diabetes Typ 2 besiegte

Dr. med. Rainer Limpinsel

TRIAS

Bibliografische Information
der Deutschen Nationalbibliothek

Die Deutsche Nationalbibliothek verzeichnet diese Publikation in der Deutschen Nationalbibliografie; detaillierte bibliografische Daten sind im Internet über http://dnb.d-nb.de abrufbar.

Thieme Publikationen streben nach einer fachlich korrekten und unmissverständlichen Sprache. Dabei lehnt Thieme jeden Sprachgebrauch ab, der Menschen beleidigt oder diskriminiert, beispielsweise aufgrund einer Herkunft, Behinderung oder eines Geschlechts. Thieme wendet sich zudem gleichermaßen an Menschen jeder Geschlechtsidentität. Die Thieme Rechtschreibkonvention nennt Autor*innen mittlerweile konkrete Beispiele, wie sie alle Lesenden gleichberechtigt ansprechen können. Die Ansprache aller Menschen ist ausdrücklich auch dort intendiert, wo im Text (etwa aus Gründen der Leseleichtigkeit, des Text-Umfangs oder des situativen Stil-Empfindens) z. B. nur ein generisches Maskulinum verwendet wird.

TRIAS Verlag in Georg Thieme Verlag KG
Rüdigerstraße 14, 70 469 Stuttgart, Germany
www.trias-verlag.de

Printed in Germany

Programmplanung: Uta Spieldiener
Redaktion: Magdalena Kieser
Covergestaltung: © Thieme
Bildnachweis:
Covermotiv: © PikePicture/stock.adobe.com
S. 21, 61, 125, 141: © Gunay/stock.adobe.com.
Edited by Thieme.
Autorenfoto: © H. Münch/Thieme
Satz: Ziegler und Müller, text form files, Kirchentellinsfurt
Druck: Westermann Druck Zwickau GmbH

ISBN 978-3-432-11873-4 1 2 3 4 5 6

Auch erhältlich als E-Book:
eISBN (epub) 978-3-432-11874-1

Wichtiger Hinweis: Wie jede Wissenschaft ist die Medizin ständigen Entwicklungen unterworfen. Forschung und klinische Erfahrung erweitern unsere Erkenntnisse. Ganz besonders gilt das für die Behandlung und die medikamentöse Therapie. Bei allen in diesem Werk erwähnten Dosierungen oder Applikationen, bei Rezepten und Übungsanleitungen, bei Empfehlungen und Tipps dürfen Sie darauf vertrauen: Autoren, Herausgeber und Verlag haben große Sorgfalt darauf verwandt, dass diese Angaben dem Wissensstand bei Fertigstellung des Werkes entsprechen. Rezepte werden gekocht und ausprobiert. Übungen und Übungsreihen haben sich in der Praxis erfolgreich bewährt.

Eine Garantie kann jedoch nicht übernommen werden. Eine Haftung des Autors, des Verlags oder seiner Beauftragten für Personen-, Sach- oder Vermögensschäden ist ausgeschlossen.

Marken, geschäftliche Bezeichnungen oder Handelsnamen werden nicht in jedem Fall besonders kenntlich gemacht. Aus dem Fehlen eines solchen Hinweises kann nicht geschlossen werden, dass es sich um einen freien Handelsnamen handelt.

Wo datenschutzrechtlich erforderlich, wurden die Namen und weitere Daten von Personen redaktionell verändert (Tarnnamen). Dies ist grundsätzlich der Fall bei Patient*innen, ihren Angehörigen und Freund*innen, z. T. auch bei weiteren Personen, die z. B. in die Behandlung von Patient*innen eingebunden sind.

Ganz wichtig!

Immer, wenn ich in diesem Buch
das Wort »Diabetes« benutze,
meine ich damit »Diabetes Typ 2«.

Der Autor

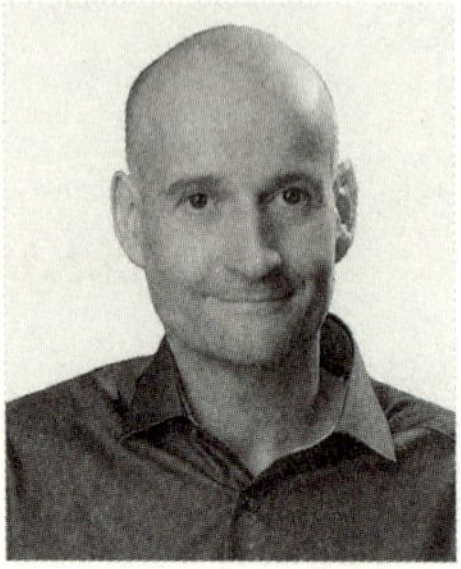

Dr. med. Rainer Limpinsel studierte Medizin, promovierte in Bochum und war in Witten in der Chirurgie tätig. 2007 erkrankte er an Diabetes Typ 2, wovon er sich innerhalb eines Jahres selbst heilte. Er ist Chefredakteur der Zeitschrift »Besser leben mit Diabetes« und Autor mehrerer Ratgeber zu den Themen Diabetes, Ernährung und Abnehmen. Seine Hobbys sind seine Therapie – er ist passionierter Radfahrer, Ernährungsfreak und Musiker.

Inhalt

Was ich mit Diabetes erlebt habe

Diabetes weg in drei Tagen – dieser Titel ist verboten. Eigentlich wollte ich diesem Buch den Titel geben »Diabetes weg in drei Tagen«. Ja, ich wollte mit diesem provokanten Titel wachrütteln. Ich hätte auch nichts dagegen gehabt, einen kleinen Medienskandal zu generieren. Aber am Ende des Tages musste ich einsehen, dass das einfach nicht geht. Zum einen hat die deutsche Schulmedizin was dagegen und zum anderen ist die Wettbewerbszentrale bekannt dafür, Autoren zu verklagen, die irgendwelche Heilsversprechen abgeben. Und dann gibt es natürlich noch einen kleinen Prozentsatz an Diabetikern, deren Diabetes tatsächlich natürlichen Therapieansätzen gegenüber resistent zu sein scheint. Ungefähr 20 Prozent der Menschen mit Typ-2-Diabetes gehören in diese Kategorie. Aber schon an dieser Stelle wird es maximal kompliziert. Denn von besagten 20 Prozent sind die Hälfte unerkannte Typ-1-Diabetiker. Bleiben also echte zehn Prozent an therapieresistenten Menschen mit Typ-2-Diabetes. Ich bin mir allerdings sicher, dass diese Zahl unfassbar schrumpfen würde, wenn diese Patienten eine wirklich nachhaltige Diabetes-Therapie durchziehen würden. Die Vermeidung von Stress ist hierbei ein ganz elementares Thema. Doch dazu werde ich dir im Verlauf des Buchs noch mehr Informationen geben. Halten wir also an dieser Stelle ganz profan fest: In Deutschland leben ca. zehn Millionen Menschen, bei denen der Blutzucker zu hoch liegt (hoher Blutzucker = Diabetes). Zwei Millionen davon ahnen überhaupt nichts von ihrem Problem. Würden all diese Menschen die Tipps aus diesem Buch verinnerlichen und umsetzen, könnten neun Millionen ohne Medikamente wieder mit guten Blutzuckerwerten leben.

Was bedeutet der Begriff Diabetes?

Wenn du sagst »Ich habe Diabetes«, heißt das nichts anderes als »Mein Blut ist zu süß«. Und hierbei ist wortwörtlich gemeint, dass zu viel Zucker in deinem Blut schwimmt. Stell dir vor, du hast zwei Tassen

Kaffee vor dir auf dem Tisch stehen. Eine Tasse Kaffee steht da einfach so rum und in die andere Tasse Kaffee gibst du zwei Stück Würfelzucker. Dann ist die Tasse Kaffee mit Zucker ein Sinnbild für das Blut des Diabetikers. Der ungesüßte Kaffee verkörpert das Blut des Gesunden. Das ist der Sachverhalt von Diabetes, mehr steckt nicht dahinter. Süßes Blut. Ganz wichtig ist, dass du nicht die Aussagen »Ich habe Diabetes« und »Ich habe schon Folgeschäden aufgrund meines Diabetes« vertauschst. Diabetes haben bedeutet süßes Blut zu haben. Das ist eher ein Zustand als eine Krankheit. Doch wie ich dir noch erklären werde, kann Diabetes (also süßes Blut) ganz schreckliche Krankheiten in deinem Körper auslösen. Die Sachlage ist ein bisschen wie beim Hochdruck. Hochdruck an sich ist streng genommen keine Krankheit. Hochdruck ist Hochdruck. Aber Hochdruck schädigt auf lange Sicht dein Herz, deine Nieren oder dein Gehirn. Schwupps, ist aus einem Zustand (hoher Blutdruck) eine handfeste Krankheit geworden (Herzinsuffizienz, Nierenversagen, Demenz). Und süßes Blut macht auf Dauer blind, Nervenschäden oder abgefaulte Füße. Ich verspreche dir in diesem Buch nicht, dass ich deine Folgeschäden therapieren kann, sondern ich verspreche dir, dass dein Diabetes verschwinden kann. Und wie du jetzt weißt, bedeutet Diabetes, dass du zu süßes Blut hast. Dein zu süßes Blut bekommst du weg.

Remission statt Heilung

Darf ich bei Diabetes von Heilung sprechen? Nein, darf ich nicht. Offiziell spricht die Schulmedizin von »Remission«. Dieser Begriff bedeutet so viel wie »Zurückdrängung«. Die Schulmedizin sagt also: »Diabetes ist unheilbar«. Für mich klingt das so, als würde die Schulmedizin auf das lukrative Geschäft mit den Diabetikern schielen. Denn es gibt eine Heilung bei Diabetes. Nimm meine Lebensgeschichte.

Im Jahr 2007 bekam ich meine persönliche Diabetes-Diagnose. Mein Langzeitwert für den Blutzucker (HbA1c) betrug 14,1 Prozent. Normal sind Werte von vier bis sechs Prozent. Auch alle anderen Blutwerte waren schlecht. Ich war das klassische Beispiel eines Menschen, der über ein metabolisches Syndrom in einen akut entgleisten Diabetes mit einem drohenden hyperosmolaren Koma gerutscht war. Wenn ich heute die gleiche Blutuntersuchung machen würde, wiese mich der Laborbogen als gesunden Menschen aus. Und ich nehme seit dem Jahr 2008 gar keine Medikamente ein. Insofern wüsste ich keinen Grund, warum ich nicht von einer *Heilung* meines Diabetes sprechen darf. Meine Blutwerte werden so lange gut sein, wie ich schlank bleibe und Sport treibe. Setze ich mich morgen hin, trinke einen Kasten Cola leer und gehe drei Tage später zur Blutuntersuchung, würden meine Blutwerte wieder schlechter sein. Aber ich trinke keine Cola mehr. Also bleibe ich gesund.

Außerdem gebe ich folgende philosophische Komponente zu bedenken: Was war in den Jahren vor dem Ausbruch meines Diabetes? Ich trage definitiv die Veranlagung für Diabetes in meinen Genen. Mein Vater hat Diabetes und die Mutter meiner Mutter hatte Diabetes. Jedem Internisten hätte in meiner Jugend klar sein müssen, dass ich mal Diabetes bekommen werde, wenn ich 20 Jahre lang nur ungesundes Zeug esse und übergewichtig werde. Trotzdem galt ich damals als gesund. Ich sehe eigentlich keinen großen Unterschied zwischen meiner damaligen Situation als offiziell stoffwechselgesunder Twen und meiner heutigen Situation als dokumentierter Diabetiker. Schon als Twen drohte mir Diabetes und heute droht mir wieder Diabetes, wenn ich übergewichtig werde oder wieder nur Ungesundes esse. Nur die Zeitspanne ist unterschiedlich lang. Als ein Mensch, dem Diabetes genetisch in die Wiege gelegt wurde, musste ich mich bis zum ersten Ausbruch meines Diabetes viele Jahre lang schlecht ernähren. Heute reicht wahrscheinlich eine Woche mit viel Süßigkeiten plus Junkfood und mein Diabetes wäre wieder da. Weil ich aber nicht vorhabe, mich in Zukunft schlecht zu ernähren, spreche ich im privaten Kreis guten Gewissens von »Heilung« statt von »Remission«.

Warum Diabetes wieder verschwinden kann und was du genau tun musst, das erzähle ich dir im Laufe des Buchs.

Schulmedizinische Grenzwerte für Blutzucker

Wenn du am Morgen nüchtern misst, darfst du einen Wert von maximal 100 Milligramm pro Deziliter (mg/dl) haben.

120 Minuten nach einem wirklich üppigen Mahl mit vielen Sättigungsbeilagen darfst du maximal 140 mg/dl messen.

Deinen Langzeitblutzucker HbA1c kann nur ein Labor bestimmen. Der Wert darf nicht höher als 5,7 Prozent sein.

Liegen deine Werte etwas darüber, hast du laut Schulmedizin *Prädiabetes*. An sich wäre das kein Problem, behältst du aber deinen Lifestyle so bei wie bisher, endest du irgendwann bei Insulinspritzen.

Blutzuckerwerte und Diabetes verhalten sich nicht digital. Es gibt also kein »An« oder »Aus«. Forscher haben untersucht, ab welchem morgendlichen Blutzuckerwert (nüchtern) die Menschen statistisch gesehen in einen massiven Diabetes rutschen, wenn sie in Zukunft nichts an ihrem Leben ändern. Dieser Wert liegt bei 105 mg/dl.

Wahr oder wahrscheinlich?

Statt der Wahrheit »Diabetes kann wieder verschwinden« hörst du sehr oft »Diabetes ist eine chronische Krankheit«. Und meist sagen die Leute dann noch hinter vorgehaltener Hand »Erst schluckst du Tabletten und dann endest du sowieso beim Insulinspritzen«. Deswegen sollten wir uns mit dem Wahrheitsgehalt dieser Sprüche beschäftigen. Ich beginne mit dem Spruch der Pharmaindustrie und vieler Ärzte »Diabetes ist eine chronische Erkrankung«.

Es ist richtig, dass heutzutage etwa zehn Prozent aller Deutschen an Diabetes leiden. Die Veranlagung für Diabetes steckt ungefähr der Hälfte aller Menschen in den Genen. In grauer Vorzeit, als es sehr wenig zu essen gab, haben die potenziellen Diabetiker Notzeiten besser überlebt. Damals war die Veranlagung für Diabetes also sehr sinnvoll. Das liegt daran, dass Insulin nicht nur deinen Blutzucker reguliert. Insulin ist ein Hormon und die einzige Substanz, die Blutzucker nach unten bringen kann. Aber Insulin wirkt auch bei deinem Muskel- und Körperfett-Aufbau mit. Insulin ist ein anaboles (mästendes) Hormon. Deswegen benutzen einige Kraftsportler verbotenerweise Insulin, um einen massigeren Körper zu bekommen. Es ist kein Geheimnis, dass Menschen in der Regel vier Kilogramm Gewicht zulegen, wenn sie insulinpflichtige Diabetiker werden. Von den Millionen deutschen Diabetikern versucht so gut wie keiner, seine Erkrankung aktiv zu bekämpfen. In allen Lehrbüchern der Medizin steht seit mindestens hundert Jahren, dass Medikamente gegen Diabetes erst dann gegeben werden dürfen, wenn eine Gewichtsabnahme keine Heilung bringt. Das Problem liegt nun darin, dass niemand ernsthaft versucht, Gewicht zu verlieren. Stattdessen wollen eigentlich alle Diabetiker nur eine Tablette schlucken, um dann einfach weiter so essen und leben zu können wie bisher. Insofern ist Diabetes heutzutage *de facto* eine chronische Erkrankung. Diese Aussage ist in der Realität zutreffend, aber sie basiert darauf, dass niemand nachhaltig versucht, seine Diabetes-Erkrankung zu heilen. Ähnlich gelagert wären folgende Aussagen: »Ein Auto muss eine Klimaanlage haben (sonst ist es kein Auto)« oder »Ein Fernseher muss einen Flachbildschirm haben (sonst ist er kein Fernseher)«. In der Realität ist es heutzutage so, aber trotzdem sind die Aussagen nicht korrekt. Es gibt Autos ohne Klimaanlagen und Fernseher ohne Flachbildschirm. Und wer seinen Lifestyle ändert, wird seinen Diabetes los!

Du wirst es schaffen

Danke, dass du dich für dieses Buch interessierst. Ich muss kein Hellseher sein, um zu mutmaßen, dass du moppelig bist und Diabetes hast. Denk immer dran, dass es erst seit zwei Millionen Jahren Menschen auf dieser Welt gibt. Dicke Menschen wären 1 999 900 Jahre lang als Idole vergöttert worden. Wer dick ist, hat Gene, die ihn dick werden lassen können. Diese Gene hätten dich in der Frühzeit der

Menschheit überleben lassen. Ein ganz großer Schlüssel zum Erfolg ist es, alles positiv zu sehen. Sieh es also positiv, dass du dick bist. Du stehst über dem gängigen Schönheitsideal, du bist ein Genießer und du lässt es dir gutgehen. Lass dir nie von einem Menschen, der sein Leben lang schlank war, irgendwelche Ernährungsdinge erklären. Solch eine Person hat einen komplett anderen Stoffwechsel oder eine völlig andere Psyche als du. Ja, es gibt die Veranlagung, moppelig zu werden. Ich habe diese Veranlagung ganz sicher. Ich habe sie aus den Genen meines Großvaters Hans bekommen. Opa Hans hatte eine riesige Plauze. Wer dick werden kann, aber schlank bleiben möchte, muss aufpassen, was er isst. Keine Sorge, du darfst schlemmen nach Herzenslust. Aber nimm »schlaue« Lebensmittel dazu. Und wenn du schlank und ungestresst bist, verschwindet dein Diabetes. Das ist ein Naturgesetz.

Ich war zu dick

Ich selbst habe mich bis zum Jahr 2007 überhaupt nicht um gesunde Ernährung gekümmert. Es war bei mir genau das Gegenteil, ich war ein Verfechter des Junk Food. Bis zum Jahr 2007 hätte ich ein Buch über gesunde Ernährung nicht schreiben können, ich hätte eher ein Buch mit dem Titel »Bleib mir weg mit Bio-Fraß« geschrieben. Bis zu meinem 40. Lebensjahr hatte ich mir etwa 30 Kilogramm Übergewicht angefuttert. Aber ich war der König (ja, der Erfinder) von Body Positivity. Denn die Meinung aller anderen zu meinem Bauch war mir wirklich vollkommen scheißegal. Ich war geradezu stolz auf meinen Bauch. War er doch Beweis so mancher durchzechten Nacht und meiner Liebe zu Chips, Pommes und Schokolade. Zudem war ich mir sicher, nie krank zu werden. Denn ich habe nie Schnaps getrunken oder geraucht. Außerdem bin ich immer relativ sportlich gewesen. Weil ich seit meinem 19. Lebensjahr Rennrad fahre.

Doch dann wurde ich im August des Jahres 2007 mit meiner niederschmetternden Diabetes-Diagnose konfrontiert. Mein Langzeitblutzucker HbA1c lag bei rekordverdächtigen 14,1 Prozent. Mein Nüchternblutzucker betrug 321 mg/dl. Meine Cholesterinwerte waren so schlecht, dass bei einem Wert nur »tilt« stand. Meine Triglyceride lagen bei schwindelerregenden 3025 mg/dl. Ich musste sofort Insulin spritzen. Noch drei Wochen vor meiner Diabetes-Diagnose stand ich mit meinem Rennrad in den französischen Seealpen auf dem höchsten asphaltierten Alpenpass (Cime de la Bonette, 2860 Höhenmeter). Ich will mich hier nicht über den grünen Klee loben, aber nur eine Minderheit der Menschen würde ohne Pedelec da hochkommen. Da fühlt man sich nicht krank, meine Body Positivity war noch drei Wochen vor meiner niederschmetternden Diabetes-Diagnose grenzenlos.

Wirklich interessant wird die Sache mit meinem Diabetes und gesunder Ernährung aber erst dadurch, dass ich promovierter Mediziner bin. Ich habe an der Ruhr-Universität Bochum Human-Medizin studiert, habe in Bochum am Institut für Arbeitsmedizin meine Doktorarbeit abgelegt und in einer Diabetes-Chirurgie in Witten als Arzt gearbeitet. Ich glaube, ich bin der einzige Mensch auf der ganzen Welt, der Bücher über Diabetes schreibt und in seinem Leben etwa 50 Unterschenkel von Diabetikern amputieren musste. Ich war also wirklich vorgewarnt, was das Thema Diabetes angeht. Trotzdem bin ich im Jahr 2007 in meinen eigenen Diabetes hineingerutscht, denn ich habe mehr als 20 Jahre verdrängt, dass ich immer dicker wurde. In meiner Höchstphase – etwa um das Jahr 2004 – wog ich etwa 30 Kilogramm mehr als heute. Ich bin damals nicht mehr auf eine Waage gegangen und ich habe auch keine Fotos von mir machen lassen. Meine riesige Plauze versteckte ich unter flatternden knallbunten Hawaiihemden. Offiziell war das lustig, denn ich war damals ein echtes Partyanimal. Immer witzig, immer laut, immer body-positiv, immer alkoholdurstig. Doch in Wirklichkeit habe ich mich geschämt für meine dicke Plauze. Meine Hosen bekam ich interessanterweise immer noch unter der Plauze zugeknöpft. Das ist ein ganz klares Symbol dafür, dass jemand eine Diabetes-Gefahr in sich trägt. Denn die Fettverteilung ist bei einem potenziellen Diabetiker ganz anders als bei einem Menschen, der trotz Übergewicht nicht an Diabetes leiden wird. Der potenzielle Diabetiker hat dünne Ärmchen und Beinchen und einen dünnen Hals. All sein Fett sammelt sich an seinem Bauch an. Es gibt auf dieser Welt niemanden mit einer größeren genetischen Diabetes-Präposition als ich sie habe. Wenn ich alte Fotos aus meinen zwanziger Lebensjahren anschaue, erblicke ich einen an sich spindeldürren Menschen, der aber schon die typische Fettverteilung des potenziellen Diabetikers mit sich herumschleppt. Schon damals hätte mir klar sein müssen, dass ich irgendwann einmal Diabetes bekommen werde.

Body Positivity

Die ursprüngliche Idee hinter Body Positivity ist rundherum gut und ich unterstütze diese Idee vollkommen. Es geht darum, dass angebliche körperliche Makel vollkommen in Ordnung sind. Ich rede hier von kleinen Speckrollen, schütterem Haar, einem Hängebusen, behaarten Frauenbeinen oder Cellulitis. Ganz zu schweigen von Segelohren, schiefen Nasen oder einem fehlenden Schneidezahn. Wie so viele neue Modeerscheinungen entstand auch der Trend der Body Positivity in den USA. Es waren vor allen Dingen Frauen, die keine Lust mehr hatten, dem früher üblichen Schönheitsideal zu entsprechen. Denn ganz normale Menschen waren früher oft bereit, jede Menge Kosten, Mühen und eventuell sogar Schönheitsoperationen auf sich zu nehmen, um hübscher zu werden. Diese Intention von Body Positivity finde ich super. Jeder Mensch ist auf seine Art schön. Allerdings bekam die Geschichte im Zeitalter der sozialen Medien eine besorgniserregende Dimension. Denn in letzter Zeit wird der Begriff »Body Positivity« von sehr stark übergewichtigen Menschen vereinnahmt. Gerne in Verbindung mit den Schlagworten »Fat Acceptance« und »Healthy at any Size«. Besagte Influencer und Influencerinnen stellen in den sozialen Medien ihren massiv übergewichtigen Körper zur Schau und behaupten, dass ihr Lebensstil gesund sei. Tut mir leid, liebe Influencerinnen und Influencer, massives Übergewicht (in heutiger Zeit soll ich dazu Hochgewicht sagen) ist nicht gesund. Natürlich kann die Schulmedizin nicht im Einzelfall vorhersagen, ob und wann ein Mensch krank wird.

Was wir aber mit Sicherheit sagen können, ist das Folgende: Angenommen, zwei Gesellschaften A und B werden alt. Beide bestehen aus 10 000 Menschen. In Gruppe A leben ausschließlich relativ schlanke Menschen und in Gruppe B leben ausschließlich massiv hochgewichtige Menschen. Dann wissen wir (und ich würde all mein Hab und Gut auf diese Vorhersage wetten), dass die Menschen in Gruppe A statistisch gesehen älter werden und in ihren letzten Lebensjahren weniger Krankheiten aufweisen.

Insofern tut es mir persönlich weh, wenn ich auf YouTube, Instagram und TikTok die Videos von massiv übergewichtigen Menschen sehe, die mit ihren 250 kg Körpergewicht vor der Kamera sitzen, dabei Unmengen an Erfrischungsgetränken trinken, Fastfood verschlingen und mir erzählen, dass dies gesund sei. Just in letzter Zeit sind zwei berühmte amerikanische Fat Influencer viel zu jung verstorben. Ich rede von Taylor Brice LeJeune aka Waffler69 und Jamie Lopez. Gestorben mit 33 bzw. 37 Lebensjahren, beide an einem Herzinfarkt.

Meine Mutter

Meine Mutter war eine moderne Hausfrau der 1970er-Jahre. Das bedeutete für sie: Dose auf, Essen fertig. Meine Mutter hatte absolut keine Lust, sich irgendwie mit Kochen zu beschäftigen. Viermal die Woche hat Mama uns mit Pommes verköstigt. Mal mit Bratwurst (dann von der Pommesbude um die Ecke), manchmal mit Hähnchen (dann vom Hähnchen-Grill in der City) und mal mit Fischstäbchen (dann aus der Tiefkühle im Supermarkt). Gab es keine Pommes, gab es irgendetwas anderes, was die Industrie meiner Mutter verkaufte. Am Wochenende gab es immer Wackelpudding mit Vanillesoße. Allerdings hat meine Mutter die Vanillesoße generell auf dem Herd anbrennen lassen, denn sie war zu faul, das Kochen der Milch zu überwachen. Einmal waren wir Kinder zum Mittagessen bei den Nachbarn, da schmeckte die Vanillesoße ganz anders, nämlich viel mehr nach

Vanille. Als ich meine Mutter darauf ansprach, war ihre schlaue Antwort: »Junge, ich kaufe doch immer die Vanillesoße mit Karamell-Geschmack.« Ich habe ihr das tatsächlich geglaubt.

Mit meiner ersten Freundin änderte sich meine Sicht auf die Ernährungsgewohnheiten meiner Mutter. Denn direkt bevor meine erste Freundin mich entjungferte, kochten wir zusammen. Zwei Stunden bevor ich zum Mann wurde, habe ich das erste Mal in meinem Leben frische Paprika gegessen. Paprika kannte ich bis zu diesem Zeitpunkt nur aus der Dose. Heute muss ich eingestehen, dass die Entdeckung von frischer Paprika in dieser Nacht wichtiger war als der Verlust meiner Jungfräulichkeit.

Mama hat mir aber eine andere ganz wichtige Sache beigebracht, nämlich positiv in die Zukunft zu schauen. Meine Mutter hat uns früher mit Dosenfraß versorgt, mein Vater hat derweil die Wohnung vollgequalmt und die gesamte Familie ist in einem BMW 2002 an den Chiemsee in den Urlaub gefahren – ohne sich anzuschnallen und mit 185 km/h. Doch bei allen diesen Aktionen hat sich meine Familie nicht mit einer Gehirnzelle gefragt, ob das irgendwie falsch sein könnte. Darin liegt ein ganz großer Unterschied zur heutigen Zeit. Heute sind alle so hysterisch, obwohl es uns so gut geht wie noch nie.

I did it my way

Ich habe zwölf Monate lang (bis zum Sommer des Jahres 2008) Insulin gespritzt, mein Blutzucker war durch das Insulin wieder in Ordnung. Dann hatte ich keinen Bock mehr auf meinen Insulin-Pen. Hauptsächlich, weil ich nicht in der Lage war, mich für meine Blutzuckermessungen in die Finger zu piksen. Ich bin nun mal ein sensibler Mensch und mag es nicht besonders, wenn ich mich am Tag fünfmal in die Fingerkuppen stechen muss. Ich habe während meines Jahres als insulinpflichtiger Diabetiker sogar eine Stelle an meinem Körper gefunden, an der eine Blutabnahme ohne Schmerzen möglich war. Es handelt sich um die Grübchen außen neben den Kniescheiben. Ich hätte nichts dagegen, wenn diese Grübchen ab jetzt meinen Namen tragen (Locus

Limpinseli). Doch offensichtlich bin ich der einzige Diabetiker, der sich dort jemals Blut abgenommen hat.

Im Sommer 2008 bin ich mit meiner Frau in einen langen Urlaub gefahren. In diesem Urlaub habe ich mithilfe meiner Frau meine Ernährung komplett umgestellt. Ich habe letzten Endes 25 bis 30 Kilogramm abgenommen. Ich kann das nicht genau beziffern, weil ich ja als dicker Mensch nicht mehr auf die Waage gegangen bin. Seither ist mein Blutzucker völlig normal und ich muss überhaupt keine Medikamente mehr einnehmen. Das Schicksal wollte dann, dass ich 2011 an einen Job als Autor für diabetologische Broschüren und Bücher gekommen bin. Seither recherchiere ich also ganz intensiv in den weltweiten Datenbänken, was es Neues zum Thema »Diabetes und Ernährung« gibt. Dazu gesellen sich meine eigene Lebenserfahrung und die Heilungsgeschichten vieler glücklicher Leser meiner Bücher. Auch einige Kumpels aus meinem Bekanntenkreis haben nach meinem Vorbild abgespeckt.

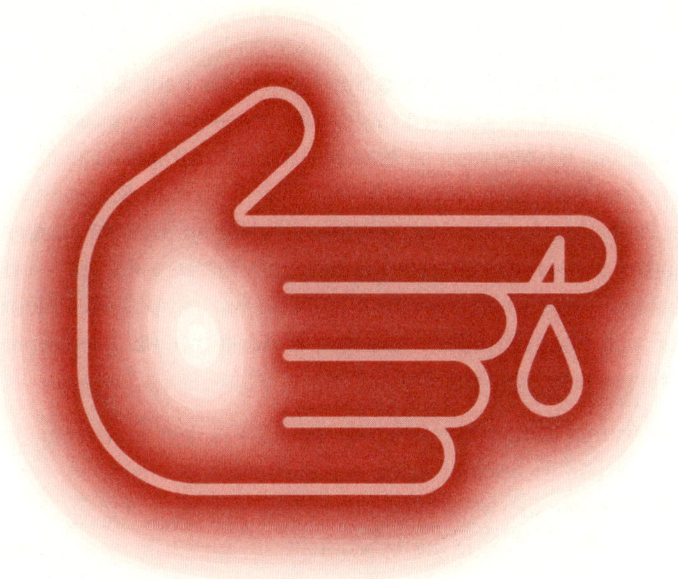

Vorweg erstmal ein paar Basis-Informationen

Warum Menschen dick werden

Der Mensch braucht ein wenig Speck unter der Haut. Schon richtig schlanke Menschen tragen 15 Kilogramm Unterhaut-Fettgewebe mit sich herum. Des Weiteren ist jeder Mensch anders. Finde dich mit den ganz grundsätzlichen Gegebenheiten deiner Physis ab. Schau dir nur die Fußballspieler bei einer Weltmeisterschaft an. Obwohl all diese Sportler perfekt austrainierte Hochleistungs-Athleten sind, sehen sie trotzdem extrem unterschiedlich aus. Pele war ein perfekter Athlet, groß und muskulös. Messi hingegen ist wirklich kurz. Aber gerade deswegen kann er so gute Dribblings machen.

Doch warum werden Menschen richtig dick? Es liegt am Hormon Insulin. Insulin ist bekannt dafür, den Blutzucker zu regulieren. Wenn du Kohlenhydrate isst, gelangen diese über den Darm und die Pfortader in deine Leber. Deine Leber stellt aus diesen Kohlenhydraten Glukose (Blutzucker) her. Und diese Glukose schwimmt im Blut. Das merken die Blutzucker-Sensoren und sie sagen deiner Bauchspeicheldrüse: »Schütte mal Insulin aus, die Glukose muss aus dem Blut in die Körperzellen verschwinden.« Das Insulin schwimmt daraufhin auch im Blut. Das Insulin meldet den Körperzellen: »Macht mal eure Glukose-Türen auf. Dann kriegt ihr schön viel Glukose und könnt daraus eure Energie ziehen.« Dieser Mechanismus funktioniert beim Diabetiker nicht mehr richtig. Es schwimmt zwar genug Insulin im Blut, aber die Körperzellen wollen auf das körpereigene Insulin nicht mehr hören. Der Mediziner spricht von einer Insulinresistenz. Hier genau hier liegt der große Unterschied zwischen den einzelnen Diabetes-Typen.

95 Prozent aller Betroffenen haben Typ 2 mit seiner Insulinresistenz. Bei Menschen mit Typ 1 hat in der Jugend eine Autoimmunerkrankung die insulinproduzierenden Zellen (Betazellen) in der Bauchspeicheldrüse zerstört. Bei Typ 3 sorgen andere Umstände dafür, dass die Betazellen kein Insulin mehr herstellen (Operationen, Verletzungen, Medikamente, Infektionen). Bei Typ 1 und 3 müssen die Erkrankten immer Insulin spritzen.

Die verschiedenen Typen

Forscher aus Schweden fordern eine neue Einteilung der Diabetes-Formen bei erwachsenen Diabetikern. Die Wissenschaftler lassen das Alter (zum Zeitpunkt der Diagnose), den BMI, den Langzeit-blutzucker HbA1c, die Funktionstüchtigkeit der Betazellen, die Ausprägung der Insulinresistenz und das Vorhandensein von Auto-antikörpern in die Kategorisierung einfließen. Das alles würde dann zu fünf verschiedenen Diabetes-Typen beim Erwachsenen führen:

- schwerer Autoimmun-Diabetes (SAID), meist Typ LADA, Betazellen kaputt, betrifft junge Erwachsene
- schwerer insulindefizienter Diabetes (SIDD), keine Autoanti-körper, Immunsystem okay
- schwerer insulinresistenter Diabetes (SIRD), betrifft Über-gewichtige, Nierenschaden droht
- milder Adipositas-bedingter Diabetes (MOD), betrifft sehr dicke Menschen, Stoffwechsel aber halbwegs okay
- milder altersabhängiger Diabetes (MARD), die Symptome beginnen im hohen Alter

Ich halte diese neue Einteilung für ein bisschen intellektuell, weil sie kaum Praxisvorteile für die Patienten nach sich zieht. Allerdings kann diese neue Einteilung erklären, warum einige Menschen mit Diabetes durch eine Lifestyle-Änderung erstaunliche Erfolge feiern, andere hingegen nicht so dolle. Alle fünf neuen Gruppen profitie-ren massiv von einer gesunden Lebensweise. Aber wenn Menschen mit SIRD, MOD oder MARD nicht wirklich nachhaltig die drei Bau-stellen Ernährung, Sport und Stressvermeidung angehen, bleiben sie auf Diabetes-Medikamenten hängen. Fast wirkt es auf mich so, als hätten diese Menschen mit ihrer SIRD-Diagnose eine Ausrede gefunden. Ich bleibe dabei: Eine nachhaltige Änderung des Lebens-stils ist immer sinnvoll. Ich bin vom Insulin runter – und ich habe bei einem HbA1c von 14,1 Prozent angefangen.

Doch Insulin regelt nicht nur deinen Blutzucker. Insulin macht deinen Körper massig. Insulin ist ein anaboles Hormon. Wegen der Insulin-Wirkung sind Kalorien auch nicht gleich Kalorien. 1000 Kalorien aus Kohlenhydraten schlagen doppelt zu, denn es kommt zur Ausschüttung von Insulin. Und Insulin macht massig. 1000 Kalorien aus Olivenöl lassen das Bauchspeicheldrüse-Insulin-System in Ruhe. Du bleibst also dünner, wenn du dir deine Kalorien aus Olivenöl holst.

Die US-Amerikaner haben seit den frühen 1980er-Jahren fetthaltiges Essen verteufelt und sind stattdessen auf Unmengen an Kohlenhydraten ausgewichen, denn satt wollten die Amis auch ohne Fett werden. Zusätzlich kamen fettreduzierte Varianten beliebter Speisen auf den Markt. Doch die fettreduzierte Rechnung ging nicht auf. Das ist auch kein Wunder, denn fettreduzierte Speisen machen nicht satt. Das Sättigungsgefühl wird über Hormone vermittelt. Doch fettreduzierte Speisen lassen deine Hormone kalt. Zudem gibt es ein rein psychologisches Problem: »Der Käse ist fettreduziert, also kann ich ihn dreifach auf mein Brot legen.« Genau in diese Falle ist die amerikanische Bevölkerung schon 30 Jahre vor den Deutschen getappt. Erst da schlug das latente Übergewicht der US-Amerikaner in ein massives Übergewicht um. So richtig dick kannst du einfach nur werden, wenn du Unmengen an schlechten Kohlenhydraten zu dir nimmst. Du musst jetzt nicht den radikalen Weg wählen und vollkommen auf Kohlenhydrate verzichten. Iss einfach »schlaue« Kohlenhydrate.

Deine Insulinresistenz

Eine ebenso abgedroschene Phrase wie »Diabetes ist eine Zivilisationskrankheit« ist die Aussage »Die Insulinresistenz ist ursächlich für Diabetes«. Keiner weiß genau, was eine Insulinresistenz ist. Sind da Stoffe, die das Insulin blockieren? Gibt es eine Art Gegengift für Insulin? Sind die Rezeptoren für Insulin verstopft? Warum kann eine Insulinresistenz auch wieder verschwinden?

Die Insulinresistenz ist eine Art Phantom. Alle wissen, dass es sie geben muss, aber keiner hat sie je richtig gesehen. Zu Beginn deines

Diabetes stellt deine Bauchspeicheldrüse genug Insulin her. Das können Diabetologen ganz genau bestimmen. Sie messen die Konzentration von Insulin in deinem Blut. Beim Diabetiker ist zu Beginn also (fast) alles genau wie beim Gesunden. Die Neu-Diabetiker essen Kohlenhydrate. Die Leber baut die Kohlenhydrate zu Glukose um. Die Glukose schwimmt im Blut durch deinen ganzen Körper. Deine Bauchspeicheldrüse bekommt die Meldung, dass sie jetzt mal Insulin produzieren soll, damit die Glukose wieder aus dem Blut verschwindet. Deine Zellen warten auf ihre Glukose-Lieferung, damit sie daraus ATP bauen können (ich erkläre dir später noch, was ATP (S.47) ist). Das einzige Problem ist, dass die ganze Sache beim Neu-Diabetiker nicht funktioniert. Und warum? Weil deine Körperzellen nicht mehr auf das körpereigene Insulin reagieren. Das ist die Insulinresistenz. Man kann diesen ganzen Sachverhalt auch anders formulieren. Dann sagt man: »Du hast einen relativen Insulinmangel.« Das bedeutet: »Eigentlich ist genug Insulin da, nur dummerweise reicht das Insulin wegen deiner Insulinresistenz nicht aus«.

Drei Möglichkeiten, um den relativen Insulinmangel aufzuheben

Insulin

Du spritzt Insulin. Das ist sozusagen die »Hau-mit-dem-Vorschlaghammer-drauf-und-es-ist-scheißegal-was-passiert«-Methode. Deine Insulinresistenz bleibt bestehen, aber du überflutest deine Körperzellen dermaßen mit Insulin, dass sie wieder bereit sind, Glukose in sich aufzunehmen. An sich eine elegante Methode, wenn da nicht die Problemchen wären. Du musst andauernd messen und spritzen. Du kannst schlimm unterzuckern und sogar daran sterben. Und Insulin hat neben der Regulation deines Zuckers noch andere hormonelle Wirkungen. Insulin lässt dich altern. Insulin lässt dich älter aussehen als du bist. Und Insulin lässt dich dicker werden. Wie du schon weißt, entsteht Diabetes aber gerade durch Übergewicht. Außerdem verursacht viel Insulin oftmals Krebs.

Tabletten & Co.

Du nimmst andere Medikamente gegen Diabetes ein. Das sind meist Tabletten. Es gibt gute Medikamente und es gibt schlechte Medikamente gegen Diabetes. Ganz legendär übel waren Medikamente, die Horror-Nebenwirkungen hatten. Knochenbrüche, Leberschäden, Herzinfarkte. Ich frage mich, wie diese Medikamente eine Zulassung erlangen konnten. Diese Medikamente sind Gott sei Dank schon lange vom Markt verschwunden.

Dann gibt es noch ein Medikament (Alpha-Glucosidasehemmer), das ganz komisch wirkt. Es lässt dich unfassbar an Blähungen leiden, wenn du Kohlenhydrate isst. Logischerweise isst du dann weniger Kohlenhydrate. So schafft es das Medikament tatsächlich, dass sich dein Blutzucker verbessert. Du bräuchtest dieses Medikament aber eigentlich gar nicht, wenn du freiwillig die Kohlenhydrate weglassen würdest. Ganz lustig ist in diesem Zusammenhang, dass das Pups-Medikament in den USA de facto gar keine Rolle spielt, aber in China ein Bestseller ist.

Metformin und Sulfonylharnstoffe sind zwei altbewährte Medikamentengruppen gegen Diabetes. Jeder übergewichtige Diabetiker bekommt zunächst Metformin. Metformin senkt deinen HbA1c um etwa ein Prozent. Das schaffst du locker auch mit Ernährungsumstellung und Sport. Weil das aber keiner will, schlucken die Menschen eben lieber Metformin. Sulfonylharnstoffe wirken sehr gut, haben aber die Gefahr von Unterzuckerungen. Und auf Dauer kann deine Insulin-Produktion ausbrennen. Auch scheiße.

In den letzten Jahren sind viele neue Medikamentenklassen hinzugekommen. Es gibt sogar eine Spritze gegen Diabetes, die aber selbst kein Insulin enthält. Heutzutage gibt es folgendes Wirkstoff-Arsenal gegen Diabetes (außer Insulinspritzen): Metformin, Alpha-Glucosidasehemmer, Sulfonylharnstoffe, Glinide, Glitazone, Inkretin-Analoga, Inkretin-Verstärker, SGLT-2-Hemmer, DPP-4-Inhibitoren.

Die gute Nachricht ist, dass alle Medikamente mehr oder weniger gut gegen Diabetes wirken. Bei Tabletten gegen beispielsweise Cholesterin und Bluthochdruck ist das gar nicht so selbstverständlich. Aber natürlich haben die Diabetes-Wirkstoffe auch so ihre Nebenwirkungen. Ich rede von Genital-Infektionen, Vitaminmangel, Magen-Darm-Problemen, Übelkeit, Erbrechen und Entzündungen der Bauchspeicheldrüse. Die natürliche Heilung von Diabetes hingegen kennt keine Nebenwirkungen, außer dass dein Leben in jeder Hinsicht geiler wird.

Natürliche Diabetes-Therapie

1. Nimm nachhaltig etwas Körpermasse ab. Ein Gewichtsverlust von zehn Prozent holt die Menschen von Diabetes-Tabletten runter.
2. Treibe mindestens zweimal in der Woche moderaten Ausdauersport. Strammes Spazierengehen reicht.
3. Gehe Stress aus dem Weg.

In jedem Lehrbuch der Inneren Medizin steht geschrieben, dass jegliche Diabetes-Medikamente erst zum Einsatz kommen dürfen, wenn die natürliche Diabetes-Therapie versagt hätte. Hier liegt das Problem: Die natürliche Diabetes-Therapie versagt nämlich (fast) nie!

Jeder oder fast jeder, der alle der drei oben genannten Baustellen erfolgreich bearbeitet, kommt vom hohen Blutzucker weg. Allerdings scheitern 99,99 Prozent der Kranken an der Umsetzung der drei Ziele. Die meisten haben keinen Bock, irgendetwas zu ändern. Die, die sich auf den Weg machen, starten meist eine entsagungsreiche Diät. Spätestens nach zwölf Monaten sind sie dann in einen massiven Jo-Jo-Effekt geraten. Und ja: Stressreduktion bedeutet Stressreduktion. Also muss der erfolgreiche 52-jährige Unternehmer (der eine Villa, zwei Ferienhäuser, drei Sportwagen, vier Unternehmen, eine blutjunge Geliebte und drei Handys hat, aber immer moppeliger wird) sein Leben komplett umkrempeln. Ich kenne ein paar solcher Strategen. Keiner hat die Insignien seines »erfolgreichen« Berufslebens aufgegeben. Alle sind auf Insulin hängengeblieben. Es scheint, als hätte die natürliche Diabetes-Therapie versagt. Hat sie aber mitnichten. Die Leute nehmen die natürliche Diabetes-Therapie nur nicht ernst genug oder haben sich durch Fallstricke selbst die gesunde Zukunft verbaut.

Bauchfett oder Fett am Bauch?

Nicht alle Fettzellen in deinem Körper verhalten sich gleich. Zum einen gibt es Fettzellen, die einfach lebensnotwendig sind. Zum Beispiel sind einige sehr empfindliche innere Organe in einer kleinen Fettschicht gelagert. Dann gibt es die ganz natürliche Fettschicht unter unserer Haut. Auch vollkommen schlanke Menschen (zum Beispiel Fußballspieler in der Bundesliga) besitzen einen Körperfettanteil von etwa 10 Prozent. Einen noch geringeren Körperfettanteil (wie ihn zum Beispiel der Weltmeister im Bodybuilding aufweist) erreichst du nur durch eine wirklich entsagungsvolle Diät, aber besser noch durch unerlaubte Dopingmittel. Das allermeiste Fett lagert dein Körper direkt unter der Haut ab. Das bedeutet, dass unter all deinem Körperfett eigentlich ein recht schlanker Mensch steckt. Etwa so, als hätte sich ein schlanker Mensch einen Bademantel aus 150 Butterpäckchen angezogen. Dieses Körperfett mag dich stören, du findest es hässlich. Dieses Körperfett ist aber eigentlich nicht schlimm. Schlimm ist es nur im Operationssaal, weil es die Chirurgen dann unglaublich schwer haben, durch 30 Zentimeter dicke Fettschichten hindurch die Organe zu operieren. Aber dieses Problem kennen nur Menschen, die wie ich im Operationssaal gearbeitet haben. Das Fett unter deiner Haut wärmt dich im Winter, lässt dich im Sommer aber eher schwitzen.

Es gibt aber auch ein Fettdepot im Inneren deiner Bauchhöhle. Es liegt also unter deinen Muskeln. Es lagert sich direkt an deinem Darm an. Dieses Fett nennen die Mediziner »Bauchfett«. Du musst also fein unterscheiden zwischen deinem »Bauchfett«, das tief im Inneren deiner Bauchhöhle lagert, und dem Fett an deinem Bauch, das du als Plauze mit deinen Händen greifen kannst. Das tiefe Bauchfett nennt sich auch viszerales Fett. Es ist im Gegensatz zum Fett unter deiner Haut eine hinterhältige und gefährliche Sache. Menschen, die die Veranlagung zu Diabetes in sich tragen, speichern besonders viel Fett im Inneren des Bauches ab.

Verliere Gewicht

Jahrzehntelang nahmen Schulmedizin und Gesellschaft an, dass deine Fettzellen lediglich Kalorien abspeichern, unschön sind und dich unbeweglich machen. Ja, irgendwann könntest du allein wegen des Körpergewichts auch Probleme mit den Gelenken und dem Herzen bekommen. Doch leider mussten die Forscher dieses passive (und relativ beruhigende) Bild der Fettzellen komplett revidieren. Einige deiner Fettzellen lösen deinen Diabetes aus und können dazu viele andere Krankheiten begünstigen, unter anderem Krebs!

Viszerale Fettzellen senden aktiv Hormone aus. Diese Hormone sind böse! Diese Hormone begünstigen eine Insulinresistenz. Wenn du Diabetes hast und wirklich abspeckst, wirst du deinen Diabetes verlieren. Als Faustregel gilt Folgendes: Durch einen dauerhaften Gewichtsverlust von zehn Prozent kannst du die Diabetes-Tabletten links liegen lassen. Ich selbst habe minus 25 Prozent Körpergewicht hingelegt, ich kann mir sogar das Insulin sparen.

Immer wieder geistern internistische Studien umher, in denen dieser Sachverhalt bezweifelt wird. Ich werde das Gefühl nicht los, dass einige Pharmafirmen und Mediziner Angst um ihr Einkommen haben. Wenn du dir besagte negativen Studien genau anguckst, waren in der Studie zum Beispiel extrem dicke Menschen, die nur vier Kilogramm verloren haben. Und – welch ein Wunder – diese vier Kilogramm Gewichtsverlust haben nicht ausgereicht, um den Diabetes zu besiegen. Solche Studien enden dann in der Zusammenfassung mit den Worten: »Diabetes ist eine chronische Krankheit und kann nicht durch eine Gewichtsabnahme bekämpft werden«. Das ist Bullshit. Gib mir die extrem übergewichtigen Menschen aus dieser Studie und lass mich mit diesen Menschen für drei Jahre auf eine einsame Südseeinsel fahren. Dort dürfen sie mit ihrer Hände Arbeit ein Haus bauen und werden dabei von mir mit frischem Gemüse, Eiern, Fisch, Olivenöl und Quellwasser versorgt. Zudem lade ich für jeden Probanden drei Menschen ein, die die jeweiligen Probanden als extrem attraktiv bezeichnen würden. Ich wette mit dir, dass so alle Probanden aus dieser Studie ihren Diabetes verloren hätten. Ja, mit schlauer Lebensführung ließen sich viele Milliarden Euro im Gesundheitswesen einsparen. Deutschland gibt jedes Jahr den Gegenwert von sechs BER-Flughäfen für Diabetes aus. Jedes Jahr! Sechs Flughäfen! Zu 90 Prozent vermeidbare Ausgaben, über die sich kein Mensch aufregt.

Folgekrankheiten von Diabetes

Diabetes kann dich ins Grab bringen. Diabetes kann dich erblinden lassen. Diabetes kann dir deine Füße rauben und dich an die Dialyse zwingen. Oder du fällst mit einem Schlaganfall oder Herzinfarkt tot um. Alle Krankheiten, die in deinem Körper als Folge von Diabetes entstehen, basieren auf einer schlechten Versorgung deines Gewebes mit Sauerstoff. Der wirklich grundlegende Mechanismus, warum zu süßes Blut deine Sauerstoffversorgung ruiniert, ist unbekannt. Damit reiht sich der unbekannte »Diabetes-macht-krank-Mechanismus« in die große Reihe vieler unbekannter grundlegender Mechanismen in der Medizin ein. Das ist ein Faktor, über den die Medizin heutzutage gerne schweigt. Auch die Insulinresistenz hat noch niemand wirklich gesehen. Allerdings ist es eine Tatsache, dass dein Körper langfristig auf zu süßes Blut reagiert. Deine Adern verändern sich. Adern sind die Blutgefäße, die das Blut vom Herzen weg in deinen Körper transportieren. Zusätzlich gibt es noch die Venen. Die Venen transportieren das Blut im Körper zurück zum Herzen. Sie sind die Gefäße, aus denen der Arzt Blut entnimmt. Deine Venen werden durch Diabetes überhaupt nicht angegriffen. Wenn du Krampfadern und Diabetes gleichzeitig hast, leidest du sozusagen unter Flöhen und Läusen. Krampfadern tragen nämlich einen falschen Namen. Krampfadern sind Venen. »Krampfvenen« hört sich aber komisch an.

Du kannst dein System an Schlagadern in deinem Körper mit der Wasserversorgung einer Großstadt vergleichen. Irgendwo gibt es das Wasserwerk – das entspräche deinem Herz. Von dieser zentralen Pumpstation ziehen die ganz dicken Wasserrohre unter den Hauptstraßen in die einzelnen Stadtteile. Diese Wasserrohre sind die großen Schlagadern in deinem Bauch, deinen Beinen, deinen Armen und deinem Hals. Wenn es von einer Hauptstraße in eine Seitenstraße abgeht, gibt es dort kleinere Wasserrohre und letztlich wird jedes Haus mit einem einzelnen Hausanschluss versehen. Dieses Bildnis entspricht in deinem Körper den kleinen und kleinsten Schlagadern. Diese Adern kannst du gerade noch so mit bloßem Auge erkennen. In jedem Haus zweigen dann die einzelnen Anschlüsse für die Wohnungen ab und ganz am Ende gibt es in jeder Wohnung die Wasserhähne. In jedem dieser Wasserhähne steckt ein Sieb. In deinem Körper entspricht dieses den Kapillaren. Das sind die feinsten Blutgefäße, sie sind sogar etwas dünner als ein einzelnes rotes Blutkörperchen.

Mal angenommen, in deinem Waschbecken kommt kein Wasser an und du kannst dir nicht die Hände waschen. Dann weißt du, dass die Verstopfung überall auf der Strecke vom Wasserwerk bis zu deinem Sieb in deinem Wasserhahn liegen kann. Es fließt kein Wasser, egal, ob die Verstopfung draußen unter der Allee lokalisiert ist oder ganz am Ende im Filter deines Wasserhahns. Und genau das Gleiche kann auch in deinem Körper passieren. Diabetes kann deine Adern an jeder Stelle zerstören. Diabetes kann die dicken Hauptschlagadern verstopfen und Diabetes kann die feinsten Kapillaren verstopfen. Ersteres nennt sich Makroangiopathie (Groß-Gefäß-Krankheit), das Zweite nennt sich Mikroangiopathie (Klein-Gefäß-Krankheit).

Instinktiv drängen Patienten ihren Arzt zu einer Operation oder, noch besser, zu einer Laserbehandlung, wenn irgendetwas in ihrem Körper verstopft ist. Dazu musst du wissen, dass Gefäßchirurgen nur relativ große Adern operieren können. Denn die Operateure müssen die Gefäße zunächst mit einem Messer aufschneiden, dann die Verkalkung herausschälen und dann das Wichtigste tun: Sie müssen die Ader auch wieder zunähen. Auch heutzutage funktioniert so eine sogenannte Revaskularisation trotz aller Fortschritte in der Chirurgie nur mit Gefäßen, die mindestens die Größe eines handelsüblichen Bleistifts haben. Wenn dein Diabetes die ganz kleinen Gefäße zerstört hat, gibt es keine Operation, die dir hilft. Auch keine Laserbehandlung. Auch keine Tablette.

Makroangiopathie

Die Makroangiopathie führt zu einer Arteriosklerose, das ist die klassische Gefäßverkalkung. Obwohl der Begriff »Verkalkung« chemisch nicht ganz richtig ist, würdest du als Laie niemals auf den Gedanken kommen, dass es was anderes als Kalk ist, was da in den Gefäßwänden lagert (falls du mal bei einer Leichenschau in der Pathologie dabei sein solltest: Wenn Adern von einer Arteriosklerose betroffen sind, dann sieht das aus wie Kalk und dann knurspelt das auch wie Kalk, wenn der Pathologe mit einer Schere das betroffene Gefäß aufschneidet). So eine schlimme Arteriosklerose entsteht nicht von heute auf morgen. Sie hat vier verschiedene Stadien. Im ersten Stadium siehst du nur unter dem Mikroskop zelluläre Veränderungen in der Gefäßwand. Stadium zwei und drei werden immer schlimmer, es kommt zu Beulen und Verengungen. Das vierte Stadium erinnert dann wirklich an ein altes, vollkommen verranztes Wasserrohr. Wenn die Innenseite der Gefäßwand nicht mehr glatt und glänzend ist, kann das Blut nicht mehr richtig fließen. Irgendwann kommt es zum Verschluss des Gefäßes. Wenn du Glück hast, ist es nur ein relativ kleines Gefäß und es gibt noch irgendwelche Umgehungskreisläufe. Dann merkst du manchmal gar nichts vom Verschluss. Wenn du aber Pech hast, ist eine größere Schlagader an einer Stelle betroffen, an der es keine Umgehungskreisläufe gibt. Dann hast du ein echtes Problem. Denn alles Gewebe hinter dieser Problemstelle wird dann nicht mehr durchblutet und stirbt ab. Das nennt sich Nekrose. Die Makroangiopathie durch Diabetes führt zu folgenden Erkrankungen: Herzinfarkt, Schlaganfall und arterielle Durchblutungsstörung der Beine (pAVK).

Mikroangiopathie

Die Mikroangiopathie ist ganz hinterhältig. Du siehst nichts von ihr, du spürst nichts von ihr und doch verändert sie dein Gewebe komplett zum Schlechten. Normalerweise blutet es in deinem ganzen Körper »wie Sau«, wenn ein Chirurg an irgendeiner Stelle deines Körpers sein Skalpell ansetzt. Wir Menschen sind einfach gut durchblutet. Das ist ja gerade der Sinn und Zweck unseres Blutkreislaufs. Doch die Mikroangiopathie lässt diese gute Durchblutung verschwinden. Besonders eindrucksvoll ist der Schwund deiner Durchblutung an deinen Füßen. Der klassische diabetische Fuß zeichnet sich dadurch aus, dass man ihn mit einem Skalpell anschneiden kann und nichts blutet. Stattdessen erinnert die ganze Szenerie daran, als würde man mit einem Skalpell in einen Mozzarellakäse schneiden. Der Eingriff bzw. Schnitt geht zur Not sogar ohne Betäubung, denn die Patienten mit diabetischen Füßen haben immer auch Nervenschäden. Sie spüren am Fuß nichts mehr. Die Mikroangiopathie führt zu folgenden Erkrankungen: Nierenschäden, Nervenschäden und Erblindung.

Herzinfarkt & Co. KG

Ich muss es an dieser Stelle nochmal ganz deutlich sagen: Wenn Folgeerkrankungen von Diabetes einmal eingetreten sind, kriegst du sie für Geld und gute Worte bei keinem Arzt auf dieser Welt wegtherapiert. Jedem ist sonnenklar, dass ein amputierter Fuß nicht nachwachsen kann. Gleiches gilt aber auch für Nierenschäden, Nervenschäden und Schäden im Auge. Was hier kaputtgeht, bleibt für alle Zeiten kaputt. Ein bisschen Hoffnung auf Heilung besteht bei der Makroangiopathie. Denn dein Körper ist in der Lage, Umgehungskreisläufe anzulegen. Es ist nicht selten, dass Menschen nach einem Herzinfarkt die Pumpleistung ihres Herzens wieder ganz langsam verbessern können. Das liegt daran, dass die noch gesunden Abschnitte des Herzens trainiert werden. Das Narbengewebe, das beim eigentlichen Herzinfarkt draufgegangen ist, wird für den Rest deines Lebens untätiges Narbengewebe bleiben. Trotzdem kann dein Herz wieder in Tritt kommen.

Medizinisch korrekt ist aber die Aussage, dass die eigentlichen Folgeschäden von Diabetes bestehen bleiben. Denn Linderung kommt in diesem Falle durch die nicht betroffenen Areale, die mehr Leistung übernehmen können. Eventuell schaffst du es durch viel Sport, wieder eine bessere Durchblutung deiner Beine und deines Herzens zu erlangen. Ich habe im Krankenhaus Menschen gesehen, bei denen alle Herzkranzgefäße vollkommen verstopft waren. Sie hätten eigentlich mit einem Herzinfarkt tot umfallen müssen. Doch auf dem Ergometer waren sie in der Lage, relativ hohe Leistungen zu treten. Denn sie hatten es durch behutsames Ausdauertraining geschafft, dass ihr Körper im Herz viele kleine Umgehungskreisläufe angelegt hatte. Aber das sind alles medizinische Spitzfindigkeiten. Ich muss es nochmal in aller Deutlichkeit sagen: Einmal eingetretene Folgeschäden von Diabetes wirst du mit ins Grab nehmen.

Zudem gibt es noch die unangenehme Eigenschaft von Diabetes, dass er dein Immunsystem schwächt. Du neigst stärker zu Erkältungen, die on top auch noch länger dauern. Irgendwelche Entzündungen in deinem Körper heilen schlecht oder gar nicht mehr. Dein Zahnfleisch entzündet sich. Du bekommst Pilzinfektionen in Hautfalten. Wissenschaftler haben bis heute ebenfalls noch nicht den grundlegenden Mechanismus entdeckt, warum zu süßes Blut das Immunsystem schwächt. Aber es ist eine Tatsache, dass es so ist. Zudem gibt es Krankheiten, die nicht direkt mit Diabetes zu tun haben, die aber trotzdem gehäuft bei Diabetikern auftreten. Das mag einfach daran liegen, dass Diabetiker generell internistische Wracks darstellen, wenn sie dreißig Jahre lang mit schlechten Blutwerten durch die Gegend gelaufen sind. Folgende Krankheiten treten häufig bei Diabetikern auf: Potenzstörungen des Mannes, Blasenprobleme aller Art, Darmträgheit, Zahnprobleme, Entzündungen, Arthrose, Osteoporose, Alzheimer, Erkältungen, Pilzinfektionen, Allergien, Harnwegsinfekte, Magenentleerungsstörungen, Schilddrüsenprobleme, Atemaussetzer im Schlaf, Krebs und Parkinson.

Ich habe Dinge gesehen, die du niemals glauben würdest

Nun eine kleine Vorwarnung, denn es folgt eine drastische und anschauliche, wenn auch übelriechende Beschreibung, die der ein oder andere vielleicht eklig findet, aber so ist es nun mal und ich will hier nichts beschönigen.

Ich habe im Krankenhaus in der Gefäßchirurgie gearbeitet, dort wimmelt es von Diabetikern. Denn den Kranken faulen die Füße ab. Ich habe Dinge gesehen (und gerochen), von denen ich nicht gedacht hatte, dass sie im Deutschland der Neuzeit existieren würden. Bist du schon einmal auf einem Bauernhof an der Jauchegrube vorbeigekommen? Die Jauchegrube ist meist ein großer betonierter Kasten, in dem der Bauer die Ausscheidungen der Kühe und Schweine sammelt. Wenn die Kacke der Tiere dort sämig vor sich hinrottet, ergibt das einen ganz eigenen Geruch und eine ganz eigene Konsistenz. Und jetzt stelle dir bitte vor, dass du Menschen im Krankenhaus in der Notaufnahme antriffst, bei denen die Füße so aussehen (und riechen) wie der Inhalt der Jauchegrube auf dem Bauernhof. Dann hast du einen guten Eindruck davon, was es mit dem diabetischen Fuß auf sich hat. Ich kann nicht anders als dir an dieser Stelle die zwei beeindruckendsten Geschehnisse aus meiner Zeit in der Gefäßchirurgie zu erzählen.

Der Millionär

Die erste Geschichte betrifft einen Millionär, der seit den 1970er-Jahren als Selbstständiger viel Geld verdient hat. Und wie in den 1970er-Jahren nicht unüblich, hatte er damals keine Krankenversicherung abgeschlossen. Warum auch? Er war jung und fit und hatte einfach nicht an seine medizinische Zukunft gedacht. Er hatte aber dann das Pech, ein unentdeckter Diabetiker zu werden, und irgendwann war sein rechter Unterschenkel leicht gerötet und leicht geschwollen. Das nahm über die Jahre immer absurdere Züge an. Am Ende wirkte sein rechter Unterschenkel im Vergleich zu seinem linken Unterschenkel etwa wie der Fuß eines Elefanten. Auch jetzt sah der Millionär immer noch keinen Sinn darin, ins Krankenhaus zu gehen, denn er hätte ohne Krankenversicherung selbst bezahlen müssen. Irgendwann bildete sich auf seinem rechten Schienenbein direkt neben dem Knochen eine schwarze Verfärbung. Schmerzen hatte er übrigens die ganze Zeit keine (denn Diabetes greift zuerst die Nerven an). Auch die schwarze Verfärbung war für ihn noch kein Grund, ins Krankenhaus zu gehen. Irgendwann verschwand die schwarze Verfärbung und stattdessen gab es dort nun ein Loch. Auch in dem Loch in seinem angeschwollenen Unterschenkel sah der Millionär noch keine Veranlassung, zum Arzt zu gehen. Er schaffte es auch irgendwie, seine massiven Beschwerden vor seiner Ehefrau zu verstecken. Doch eines Tages legte er beim Fernsehschauen den rechten Fuß hoch und aus dem Loch im Unterschenkel schwappte eine schwarze, stinkende Brühe auf den hellelfenbeinfarbenen Perserteppich. Die erschrockene Frau schleppte ihren Mann sofort ins Krankenhaus. Natürlich mussten wir den Unterschenkel amputieren, der Mann schwebte in konkreter Lebensgefahr. Er hatte großes Glück, dass wir den Schnitt noch unter dem Kniegelenk setzen konnten. So kam er mit einer Unterschenkelprothese davon. Wir Ärzte konnten kaum glauben, dass sein Diabetes lediglich seinen rechten Fuß vernichtet hatte. Ansonsten war der Mann von keinen weiteren Folgeschäden betroffen. Er hatte tatsächlich Glück im Unglück.

Die Rentnerin

Du darfst bei der folgenden Geschichte nicht vergessen, dass Diabetes auch den Charakter und die Intelligenz eines Menschen beeinflusst. Ich zum Beispiel war in der Zeit, als mein Diabetes entgleist war, extrem aggressiv. Ich weiß noch, wie ich mich ohne Grund am Flughafen mit den Sicherheitsleuten und der Dame am Check-In gestritten habe, morgens um vier. Ich kannte mich selbst nicht wieder, aber ich musste mich einfach mit diesen Menschen streiten.

Doch jetzt zur Geschichte: Das Schicksal wollte, dass Frau H. jahrzehntelang Diabetes hatte, ohne etwas davon zu ahnen. Auch sie hatte Probleme mit den Füßen, allerdings mit beiden. Die Geschichte endete so, dass sie vor der Kühltheke im Supermarkt zusammenbrach. Der Notarzt konnte nicht glauben, was er sehen musste: Die Frau hatte es geschafft, mit zwei komplett verfaulten Beinen zum Einkaufen zu gehen. Dann war sie zusammengesackt. Das rechte Bein war dreimal gebrochen, das linke Bein fünfmal. Wir mussten der Frau beide Beine amputieren und mussten das Gewebe bis oberhalb des Hüftgelenks wegnehmen – also tatsächlich Knochenmasse aus dem Becken schaben.

Jedes Gelenk stellt eine natürliche Barriere für Bakterien oder Verfaulungen dar. Wenn man einen ganz schlimm entzündeten Zeh hat, ist es sehr unwahrscheinlich, dass sich die Entzündung bis zum Knie ausbreitet. Denn zwischen Zeh und Knie liegen als natürliche Barrieren mehrere Gelenke mit ihren Gelenkskapseln. Und spätestens das Knie stellt eine unüberwindliche Hürde für Bakterien da, weil es so groß ist. Und auch der uneinsichtigste Diabetiker begreift eigentlich irgendwann, dass er zum Arzt gehen muss, wenn sein gesamter Unterschenkel abgefault ist. Doch bei Frau H. waren beide Beine bis in den Popo abgefault. Bis über beide Hüftgelenke! Mein Chef sagte damals, er hätte noch nie einen Menschen gesehen, bei dem eine Entzündung bis oberhalb des Hüftgelenks gekrochen war. Und diese Frau hatte nicht nur ein betroffenes Bein, bei ihr waren beide Beine verfault. Letzten Endes lag Frau H. mehr als ein Jahr im Krankenhaus. In den Tagen nach der Operation waren wir uns sicher, dass sie geistig behindert sein musste. Doch wie ich bereits sagte, beeinflusst Diabetes auch die Intelligenz und den Charakter eines Menschen. Nachdem wir die Patientin Wochen und Monate lang mit Insulin gut eingestellt hatten, kam sie langsam aus ihrem Dämmerzustand zurück ins Leben. Es stellte sich heraus, dass sie einen typischen Ruhrgebietshumor hatte und auf gar keinen Fall dumm war. Die entgleisten Zuckerwerte hatten der Frau zunächst die Nerven in ihren Beinen zerstört, sodass sie keine Schmerzen verspüren konnte. Dann hatte der Zucker ihre Intelligenz und ihren Charakter verwirrt, sodass sie nicht auf die Idee gekommen war, mit ihren schwarzen Beinen zum Arzt zu gehen. Am Ende hatte der Diabetes dieser Frau beide Beine genommen.

Ärzte, die auf der Dialysestation arbeiten, können ähnliche Geschichten von Menschen erzählen, denen Diabetes die Nieren zerstört hat. Ein Diabeteskranker, der an die Dialyse muss, hat eine Lebenserwartung ähnlich der Karriere eines Popsternchens, das im Privatfernsehen eine Castingshow gewonnen hat. Nach ein paar Monaten ist hier wie da Schluss. Traurig, aber wahr. Glaub mir, du willst wegen Diabetes nicht deine Nierenfunktion einbüßen. Nur ein Kabelbrand im Herzschrittmacher wäre noch schlimmer.

Noch einmal die grausamste Wahrheit beim Thema Diabetes: Du bekommst Folgeschäden nicht weg, wenn sie einmal eingetreten sind. Augenschäden bleiben, Nierenschäden bleiben und Nervenschäden bleiben. Wenn du Glück hast, schafft es dein Arzt, dass deine Folgeschäden nicht weiter zunehmen.

Blutzucker muss sein

In deinem Blut muss immer Zucker schwimmen, das ist ein Naturgesetz. Sollte dein Blutzucker auf 0 absinken, fällst du in derselben Sekunde tot um. Der Grund dafür sind deine roten Blutkörperchen (Erythrozyten). Das Blut des Menschen besteht ungefähr zur Hälfte aus roten Blutkörperchen und wie der Name schon sagt, sorgen die roten Blutkörperchen dafür, dass dein Blut rot ist. Wenn Menschen in die Notaufnahme eines Krankenhauses gelangen, die seit 20 Jahren einen unerkannten Diabetes haben und somit mit ganz schrecklich erhöhten Blutzuckerwerten kommen, wechselt das Blut übrigens seine Farbe. Normalerweise hat venöses Blut (das zur Blutabnahme benutzt wird) eine bordeauxrote bis violette Farbe. Wenn der Blutzucker allzu schlecht (also hoch) ist, zeigt das Blut eine himbeerrote Farbe.

Die roten Blutkörperchen sind dazu da, in der Lunge mit Sauerstoff aus der Atemluft beladen und dann durch deinen Herzschlag in jeden Winkel deines Körpers gepumpt zu werden. Die Schlagader vom Herzen verzweigt sich immer mehr in kleinere und kleinste Blutadern bis hin zu den sogenannten »Kapillaren«. Kapillaren sind ein bisschen kleiner als ein einzelnes Blutkörperchen. Das ist von der Natur so gewollt, denn das Blutkörperchen muss sich durch die Kapillare »hindurchquetschen« – sich also wirklich an den Wänden reiben. Während dieses reibenden Vorgangs gibt das Blutkörperchen den Sauerstoff ab, mit dem es in der Lunge beladen wurde. Einige schlimme Krankheiten basieren darauf, dass die roten Blutkörperchen nicht mehr flexibel sind und diese Reibungs-Quetschung in den Kapillaren dann nicht mehr bewerkstelligen können. So kommt es vor jeder einzelnen Kapillare deines Körpers zu einem Blutkörperchen-Stau. Nicht schön. Du erstickst innerlich, obwohl du Luft atmen kannst.

Damit du eine Vorstellung davon hast, wie die Größenverhältnisse in deinem Körper sind, möchte ich dir folgendes Beispiel geben: Stelle dir vor, du wärst nicht mehr so groß wie du bist, sondern so groß wie der Kölner Dom – also etwa 180 Meter. Dann wäre eine Körperzelle von dir genau einen Millimeter groß. Ich empfehle dir, beim nächsten Köln-Besuch zum Kölner Dom zu gehen und ein Sandkorn auf einen Grundstein des Doms zu legen. Dieses Sandkorn sollte ungefähr ein Millimeter groß sein. Dann gehst du zehn Schritte zurück, 50 Schritte zurück oder bis zum Ende der Domplatte. Dabei behältst du weiter im Gedächtnis, wie klein das Sandkorn ist, das du am Fuße des Kölner Doms hingelegt hast. Jetzt verstehst du auch, warum auf zellulärer Ebene nicht operiert werden kann.

Jede einzelne Körperzelle (im Idealfall) – aber wenigstens jede vierte Körperzelle (in schlecht durchbluteten Geweben) – wird von einer eigenen Kapillare umströmt. Wenn du in eine Scherbe trittst, es ein bisschen blutet und der Schnitt etwa zwei Millimeter lang ist, hast du mehrere zehntausend Kapillaren verletzt. Beim Diabetiker mit schlechten Blutwerten und Mikroangiopathie ändert sich diese Sachlage jedoch dramatisch. Da blutet am Fuß nichts mehr, das Gewebe ist schon weiß geworden. Trotzdem werden in so einem Fall gerne Revaskularisationen (also Operationen zur Steigerung der Durchblutung) an den größeren Adern versucht. Denn nur große Adern können Chirurgen operieren. Und die Kasse zahlt.

Ich habe in meinen Jahren in der Gefäßchirurgie keinen diabetischen Fuß gesehen, der gerettet wurde, wenn der Besitzer eine schlimme Mikroangiopathie hatte. Vor der Amputation wurden aber einige zehntausend DM in Operationen an den großen Adern oder in sinnlose durchblutungsfördernde Medikamente versenkt. Egal, Geld muss fließen und die Firma mit den teuersten sinnlosen durchblutungsfördernden Mitteln hatte wirklich zauberhafte Top-Models als Pharma-Vertreterinnen. Die kamen generell zu zweit. Eine blond, eine schwarzhaarig. Beide 90–60–90. Nach ihren Besuchen beim Chef brauchten die Oberärzte meist eine Woche, um das teure sinnlose Medikament bei allen Privat-Patienten wieder abzusetzen. Denn der Chef hatte es allen P-Patienten verordnet. Das hat unser Krankenhaus 500 DM pro Patient und Tag gekostet. Ich habe alle diabetischen Füße dieser P-Patienten trotzdem irgendwann amputieren müssen. Aber die Pharma-Vertreterinnen waren wirklich reizend.

Doch zurück zu den Erythrozyten. Wie alles andere in deinem Körper sind auch die roten Blutkörperchen Zellen. Im Gegensatz zu den anderen Zellen in deinem Körper haben Erythrozyten aber nicht mehr die vollständigen Eigenschaften einer normalen Zelle. In den anderen Körperzellen steckt jeweils ein kleines Energiekraftwerk, das die Zelle mit Energie versorgen kann. Dieses Kraftwerk ist bei den Erythrozyten weggefallen, weil die Erythrozyten bei ihrer Reifung im Knochenmark diese Kraftwerke verlieren.

Du kannst deine normalen Körperzellen mit verschiedenen »Treibstoffen« ernähren, die Zellkraftwerke regeln das so, dass jede den richtigen bekommt. Doch die Erythrozyten brauchen einen ganz bestimmten Treibstoff: Glukose (Blutzucker). Deswegen musst du immer einen gewissen Glukose-Spiegel im Blut haben. Dieser liegt bei gesunden Menschen bei 100 Milligramm pro Deziliter (mg/dl) – wenn die gesunde Person bereits etwas gegessen hat. Am frühen Morgen – auf nüchternen Magen – beträgt dieser Wert ungefähr 60 bis 80 mg/dl. Wenn du schläfst, isst du nichts, also stellt der Schlaf nichts anderes als ein kurzzeitiges Fasten dar. Fasten senkt also den Blutzucker. 2008 musste ich meine Ernährungsumstellung mit einem Knalleffekt einleiten. Ich habe damals drei Wochen gefastet. Ich rate dir absolut nicht, es mir gleichzutun. Ich wusste, was ich tat, denn ich bin Arzt. Aber bei mir war es tatsächlich so, dass ich an einem Samstag zum letzten Mal Insulin gespritzt habe, am Sonntag mein Insulin weggeworfen und am Montag mit dem Fasten begonnen habe. Weil ich nach dem Fasten meine Ernährung umgestellt habe, bin ich seither schlank und lebe ohne Medikamente mit guten Blutzuckerwerten. Bitte bedenke, dass Fasten kein Hungern ist. Wenn dich das Thema interessiert, kaufe dir ein Buch über Heilfasten. Pass aber auf, dass du kein allzu esoterisches Exemplar kaufst. Kommen »Lichtwesen« im Buch vor, lass es liegen.

Achtung!

Wenn du Medikamente gegen Diabetes nimmst, musst du deine Medikamente bei weniger Nahrung (oder sogar Heilfasten) neu justieren. Tust du das nicht, kannst du sterben! Kein Scherz. Lebst du ohne Medikamente, kannst du immer ein paar Tage fasten. Wir Menschen sind von Mutter Natur geradezu für ein paar Tage ohne Nahrung konstruiert worden. Fasten ist eine tolle Sache. Deswegen kennen alle Weltreligionen in irgendeiner Art das Fasten.

Gar nicht fasten dürfen körperlich ausgezehrte Menschen, frisch Operierte, Menschen mit Krebs oder einer Essstörung sowie Nierenkranke.

Ein Stück Würfelzucker in fünf Liter Kaffee

Ich habe festgestellt, dass es in keinem Lehrbuch eine konkrete Umrechnung gibt, was es eigentlich bedeutet, dass wir 100 Milligramm pro Deziliter Zucker im Blut haben sollten. Die Sache ist ein einfacher mathematischer Dreisatz: Wie viel Zucker schwimmt im Blut eines gesunden durchschnittlichen Menschen, wenn er einen Blutzuckerwert von 100 mg/dl hat? Die Lösung wird dich überraschen, es ist nämlich weniger als ein Stück Würfelzucker im Körper eines 75 Kilogramm schweren Menschen. Die Lösung geht mathematisch wie folgt: Der Zuckerwert bezieht sich nur auf die flüssigen Bestandteile des Blutes, das sogenannte Blutplasma. Ein Mensch von 75 Kilogramm Körpergewicht hat etwa fünf Liter Blut, davon sind zweieinhalb Liter Blutplasma, der Rest sind Blutzellen. Nun der einfache Dreisatz: Multipliziere 100 Milligramm mit 250 Dezilitern und du kommst auf 2500 Milligramm Zucker. Das sind zweieinhalb Gramm Zucker. Ein normales Stückchen Würfelzucker wiegt etwa drei Gramm!

Weil es für das Leben eines Menschen genauso wichtig ist, immer Zucker im Blut zu haben, wie es zum Beispiel wichtig ist zu atmen, hat die Natur dafür gesorgt, dass du niemals Gefahr läufst, Deinen Blutzuckerspiegel auf Null zu senken. Zumindest nicht, solange du ohne Medikamente lebst. Wenn du Insulin spritzt und die Dosis ist viel zu hoch, kann dein Blutzucker auf Null sinken. Dann stirbst du. Die normale Unterzuckerung des insulinpflichtigen Diabetikers ist unangenehm, aber nicht gefährlich. Gefährlich wird es auf lange Sicht, wenn die Diabetiker aus Angst vor Unterzuckerungen mit zu hohen Werten durchs Leben gehen.

Wir Menschen haben drei verschiedene Wege, wie unser Körper Zucker ins Blut schleusen kann. Bevor ich dir diese drei Möglichkeiten schildere, musst du verstehen, dass es keine direkte Verbindung von deinem Mund/Magen/Darm ins Blut gibt. Nehmen wir mal an, du verschluckst einen Kirschkern. Dieser Kirschkern wird mit dem Stuhlgang wieder ausgeschieden. Das dauert ein oder zwei Tage. Hättest du vorab einen Faden an den Kirschkern gebunden, würde dieser Bindfaden mit seinem einen Ende aus deinem Mund gucken und am anderen Ende aus deinem Popo. Der Bindfaden müsste ungefähr acht Meter lang sein, denn dein Darm ist acht Meter lang. Würdest du den Darm eines Menschen auf einen Parkplatz legen, aufschneiden und jede mikroskopisch kleine Falte herausstreichen, nimmt der Darm 300 Quadratmeter Fläche in Anspruch. Deswegen geht es dir so dreckig, wenn du dir einmal einen Magen-Darm-Virus eingefangen hast. 300 kranke Quadratmeter in deinem Körper nehmen dich ganz schön übel mit. Doch zurück zu den drei Wegen, wie Zucker in dein Blut gelangen kann.

Zucker, die erste

Die erste Möglichkeit ist, dass du Kohlenhydrate isst oder trinkst. Kohlenhydrate sind eine ganz komplizierte chemische Klassifikation. Ganz einfach gesagt, steckt immer irgendwie Zucker in Kohlenhydraten. Klassische Kohlenhydrate sind zum Beispiel Haushaltszucker, Mehl, Kartoffeln, Brot, Korn, Hafer, Bohnen, Früchte, Kuchen, Pizzateig oder Schokolade. Du merkst schon: Kohlenhydrate sind die klassischen Sättigungsbeilagen und Süßigkeiten. Wenn du Kohlenhydrate isst oder trinkst, gelangen Sie in deinen Darm. Dein Darm nimmt die Kohlenhydrate auf und sie diffundieren durch deine Darmzellen hindurch. Es ist kein Loch in deiner Darmwand, sondern deine Zellen sind durchlässig – so wie eine Sportlerjacke mit Hightech-Membran Schweiß durchlassen kann. Dein Darm schickt die Kohlenhydrate zur Leber (die Zuleitung Leber-Darm nennt sich Pfortader). In der Leber werden alle Kohlenhydrate – egal, welche es waren – zu Glukose umgewandelt und die Leber gibt diese in dein Blut ab. Der Vollständigkeit halber sei gesagt, dass es einige Zuckerarten gibt, die dein Darm direkt ins Blut abgeben kann und die er nicht erst zur Leber schicken muss. Das Problematische an diesen Zuckerarten ist, dass dein Blutzucker dann sofort und in höchste Höhen ansteigt. Zu diesen »Sofort-Zuckern« zählen zum Beispiel Traubenzucker und Fruchtzucker.

Doch lass uns der Einfachheit halber weiter *mit* deiner Leber kalkulieren. Du merkst schon: Eigentlich ist es egal, was du isst oder trinkst, die Gretchenfrage ist einzig und allein: Was kommt nach deiner Leber an Glukose im Blut an? Denn wie du noch sehen wirst, ist es deiner Leber vollkommen schnurz, sie verstoffwechselt einfach alles! Ein Baguette oder ein Eis oder puren Zucker, am Ende kommt immer derselbe Anstieg deiner Blutglukose heraus.

Zucker, die zweite

In deiner Leber gibt es einen Zucker-Vorratsspeicher. Dieser nennt sich Glykogen. Wenn du mal nichts zu beißen hast, entleert sich dein Glykogen-Vorratsspeicher. Dieser Zucker-Speicher hält etwa 24 Stunden, dann ist er leer. Dir ist klar, dass du nach einem Tag ohne Nahrung nicht stirbst, also muss es noch eine andere Möglichkeit geben, wie du Zucker herstellen kannst.

Zucker, die dritte

Die dritte Möglichkeit, wie dein Körper den lebensnotwendigen Blutzucker herstellen kann, nennt sich Glukoneogenese (Zucker-Neu-Herstellung). Dein Körper kann Zucker aus Fett oder Eiweiß herstellen. Bis zu 200 Gramm am Tag. Das macht dein Körper aber nur, wenn er unbedingt muss, da es sehr energieaufwendig ist. Die Glukoneogenese springt also nur bei längerer Nahrungsknappheit an. Gleichzeitig verzichten Muskeln und Gehirn (fast komplett) auf ihre geliebte Lieblingsnahrung Glukose, sodass nur die Erythrozyten diese Glukose bekommen. Der Rest deines Körpers lebt dann von sogenannten Ketonkörpern. Die Leber stellt diese Ketonkörper her. Am Ende nehmen die dazu fähigen Zellen die Ketonkörper auf, oxidieren diese in den Zellkraftwerken und dadurch entsteht die lebensnotwendige Energie.

Es gibt in der Arktis einige Inuit, die über Generationen nur Fisch (also Eiweiß) gegessen haben. Ich weiß nicht, ob diese Menschen immer gute Laune hatten, aber ich weiß, dass das überwiegende Essen von Fisch ein Menschenleben lang möglich ist. Solltest du mal mit einem Flugzeug abstürzen und auf einer einsamen Insel stranden – so wie es Tom Hanks in »Cast Away« widerfahren ist – brauchst du lediglich Trinkwasser, um monatelang überleben zu können. Bei einer reinen Nulldiät verlierst du ungefähr sieben Kilogramm Körpergewicht pro Monat. Hast du also – wie im Westen üblich – deine 25 bis 40 kg Übergewicht, könntest du theoretisch fast ein halbes Jahr überleben, wenn du gar nichts außer Quellwasser zu dir nimmst (in der Praxis können Vitamine und Mineralstoffe einen Strich durch diese Rechnung machen). Trinken aber muss der Mensch unbedingt! Der Mensch stirbt, wenn er vier Tage ohne Trinken auskommen muss. Es geistern immer mal wieder irgendwelche Wunderheiler durch die Medien, die mittels Lichtnahrung oder anderem Humbug zu überleben behaupten. Alle diese Menschen sind entweder Lügner, die dir das Geld aus der Tasche ziehen wollen, oder sie sind psychisch krank und glauben tatsächlich an den Schwachsinn, den sie da behaupten. Ein Leben ohne Nahrung und vor allem ohne Wasser ist nicht möglich!!! Das siehst du allein schon daran, dass ungefähr 70 Prozent deiner Innereien nur dafür da sind, Nahrung zu verwerten. Du kannst dir merken: vier Minuten ohne Luft, vier Tage ohne Wasser und vier Monate ohne Essen sind kein Problem. Alles andere ist Schwachsinn.

Doch dieses ganze biochemische Wissen ist nur die halbe Wahrheit. Es gibt noch einen anderen Stoff in deinem Körper, der den Treibstoff deines Lebens darstellt.

Warum du lebst

Dein Herzschlag ist das Symbol für dein Leben schlechthin. Bleibt dein Herz stehen, bist du tot. Schlägt dein Herz, lebst du. Dieses Wissen ist in jedem von uns instinktiv verankert und erst die Erkenntnisse der modernen Medizin haben uns mit solchen Feinheiten wie dem klinischen Tod konfrontiert. Klinisch tot bist du, wenn dein Hirn irreversibel seine Arbeit eingestellt hat, dein Herz aber noch schlägt. Heutzutage können Intensivmediziner so etwas diagnostizieren, aber in der guten alten Zeit wäre niemand für tot erklärt worden, dessen Herz noch schlägt. Stellen wir uns also die wichtigste Frage des menschlichen Lebens: Warum schlägt dein Herz? Ich meine damit jetzt nicht irgendwelche philosophische Feinheiten (»Was ist der Sinn deines Daseins?«) oder die elektrischen Besonderheiten deiner Herzmuskelzellen (»Wieso gibt es den Re-Entry?«). Ich meine es ganz pragmatisch: Was lässt dein Herz schlagen? Deswegen möchte ich die Frage umformulieren: Mit welchem Treibstoff läuft dein Herz?

In erster Linie ist dein Herz eine Pumpe. Übrigens die beste Pumpe, die es auf dieser Welt gibt. Dein Herz ist selbstansaugend und hält ein Leben lang. Es kann sich selbst reparieren. Dein Herz schlägt etwa 100 000-mal am Tag oder drei Milliarden Mal in deinem Leben. Würde dein Herz in deinem Körper nicht deinen Blutkreislauf am Leben halten, könntest du mit der Lebensleistung deines Herzens 100 olympische Schwimmbecken leer pumpen. Diese gewaltige Pumpleistung muss durch irgendetwas angefeuert werden. Und das ist kein Benzin, keine Pferdekraft und keine elektrische Energie, sondern ein Stoff namens ATP. ATP ist der Treibstoff, der dein Leben am Leben hält. ATP ist die Abkürzung für »Adenosin-Tri-Phosphat« (das Molekül besteht also aus drei Phosphor-Atomen).

Dein Herz besteht (wie dein ganzer Körper) aus kleinen Zellen. Die Muskelzellen deines Herzens sind besonders. Sie sind vollgestopft mit kleinen Filamenten. Du kannst dir diese Filamente wie Klettverschlüsse vorstellen. Jede einzelne deiner Herzzellen ist vollgestopft mit Myriaden an winzigen Klettverschlüssen. Doch anders als bei normalen Klettverschlüssen sind die Klettverschlüsse in deinen Herzmuskelzellen fähig, ihre Klettverschluss-Köpfchen *zu bewegen*. Wenn sich so ein Köpfchen bewegt, hat sich der Klettverschluss um den Bruchteil eines Millimeters zusammengezogen. Dieser Vorgang wiederholt sich phantastillionenfach in jeder Sekunde. So leistet dein Herz physikalische Pumparbeit. Immer wenn sich ein Köpfchen eines kleinen Klettverschlusses bewegt hat, wird ein Molekül ATP verbraucht. Aus einem Molekül ATP wird ein Molekül ADP (Adenosin-Di-Phosphat). Vor der Arbeitsleistung waren also drei Atome Phosphor im Molekül und nach der Arbeit sind es nur noch zwei. Durch das Wegspringen des einen Phosphor-Atoms wird Energie frei. Wie du dir schon denken kannst, unterliegt auch das ATP-ADP-System einem Kreislauf. Dein Körper stellt am Tag etwa 60 Kilogramm ATP her. Insofern stellt ATP den wichtigsten Stoff in deinem Körper dar. ATP muss in jeder Millisekunde vorhanden sein, sonst bleibt dein Herz stehen.

Nehmen wir mal an, ein Mensch würde joggen wollen. Und zwar den ganzen Tag. Es gäbe aber lediglich Trinkwasser und nix zu essen. Das wäre für unseren Läufer kein Problem. Er könnte wochenlang laufen, denn sein Körper würde genug ATP produzieren. Aber mit der Zeit müsste unser Läufer langsamer machen, denn im menschlichen Körper gibt es vier verschiedene Arten der ATP-Gewinnung.

ATP, die erste

Deine Muskeln speichern einen Stoff namens Kreatinphosphat. Daraus kann dein Körper sehr schnell ATP bilden. Diese Speicherung ermöglicht es uns, in jeder Sekunde vor wilden Tieren wegzulaufen. Nach spätestens 15 Sekunden sind deine Kreatinphosphat-Speicher allerdings leer.

ATP, die zweite

Deine Zellen nehmen Glukose auf. Die Mitochondrien in deinen Körperzellen bauen die Glukose zu ATP um. Die Mitochondrien sind sozusagen die chemischen Fabriken deiner Körperzellen. Diese Syntheseform springt ungefähr nach 10 Sekunden Belastung an, also genau dann, wenn deine Kreatinphosphat-Speicher leerlaufen. Nehmen wir den Jogger von oben: Die ersten 15 Sekunden hat der Körper dank des Kreatinphosphats maximale Power, diese lässt nach, die Glukose-Synthese springt an. Dadurch entsteht Milchsäure in deinen Muskelzellen. Du übersäuerst. Deswegen ist nach ca. vier Minuten Schluss mit dieser sogenannten »anaeroben Glykolyse«.

ATP, die dritte

Nach vier Minuten anaerober Glykolyse muss dein Körper etwas langsamer machen, damit du mit dem Atmen hinterherkommst. Aus der anaeroben Glykolyse (ohne Hilfe von Luft) wird die aerobe Glykolyse (mit Hilfe von Luft). Spätestens jetzt beginnt der Jogger schwerer zu atmen. Als Abbauprodukt entsteht nicht mehr Milchsäure, sondern Wasser und Kohlendioxid (CO_2, ja, das Treibhausgas). Das Kohlendioxid, das du ausatmest. Die aerobe Glykolyse kannst du einen halben Tag lang durchziehen, zum Beispiel beim Ausdauertraining oder Bergwandern. Danach folgt Stufe vier.

ATP, die vierte

Dein Körper kann sein gesamtes Schwabbelfett in ATP umwandeln. Das nennt sich »Ketonkörperkreislauf«. Beim Heilfasten läuft dein Körper auf Ketonkörpern. Die Menge an ATP ist nahezu unbegrenzt, aber das ATP »tröpfelt« nur in deinen Stoffwechsel. Deswegen läuft der Körper auch auf Sparflamme, Spitzenleistungen in Kraft und Schnelligkeit bleiben dir versagt. Als Abbauprodukt bilden sich auch hier Wasser und Kohlendioxid. Dein Körperfett stellt also einen riesigen Energiespeicher für Notzeiten dar.

Langer ATP-Rede kurzer Sinn

So schnell stirbt es sich also nicht ohne Essen. Trinken musst du allerdings jeden Tag. Lediglich deine roten Blutkörperchen brauchen immer Glukose, der Rest deines Körpers läuft auch auf anderen Treibstoffen. Aber die Natur hat es bombenfest in dir verankert, dass dir Essen Spaß macht. Denn Energie aus Nahrung zu ziehen ist für deinen Körper am sinnvollsten. Und du kannst schlechte Laune oder sogar Todesangst bekommen, wenn dein Magen leer ist und der Moment eintritt, in dem die Glykogenspeicher oder gar der Ketonkörperkreislauf angezapft werden. Wenn du erst einmal diese Schwelle überschritten hast, lebt es sich hervorragend ohne Nahrung. Allerdings spielt hier die Qualität deiner Nahrung auch eine ganz große Rolle. Lebst du ohne Chemie im Essen und ohne schlechte Kohlenhydrate, dann gleitest du ganz sanft über die Glykogen- oder Ketonkörperschwelle. Ich kann heutzutage den ganzen Tag stramm Radfahren ohne einen Happen zu essen. Das macht mir überhaupt nichts aus, ich fahre einfach weiter. Früher – als Junk-Food-Süchtiger – konnte ich ebenfalls den ganzen Tag radeln, aber ich musste jede halbe Stunde einen Schokoriegel essen, weil ich alle 28 Minuten Angst hatte zu sterben. Denn mit einer schlechten Ernährung voll Süßstoffen, Aromen, Geschmacksverstärkern, Auszugsmehlen und Zucker stürzt du in eine höllische Panikattacke, wenn dein Körper auf Glykogen oder Ketonkörper umschaltet.

Es geht um viel mehr als um deinen Blutzucker

Seit ich Bücher über Diabetes veröffentlicht habe, sprechen mich einige Betroffene auf Partys darauf an. Es ist spät am Abend und die Leute sind leicht angetrunken. Es ist immer dasselbe Spiel. Tagsüber (und im nüchternen Zustand) sagen die Übergewichtigen: »Alles ist gut so. Ich will so leben. Ich liebe meinen dicken Bauch und ansonsten wäre ich auch viel zu dürr.« Doch wenn diese Menschen ein paar Alkoholika getrunken haben, ändern sie ihre Meinung, und plötzlich wollen sie so rank und schlank werden wie ich. Doch das ist schon mal der größte Irrtum. Die meisten Dicken wollen durch eine Diät nicht einfach dünn werden, sondern sie wollen am Ende so aussehen wie der Terminator oder Giselle Bündchen. Doch der Terminator und Giselle Bündchen haben zum einen eine gewisse Veranlagung für ihre Figur mitgebracht und zum anderen jeden Tag stundenlang trainiert (Arnold biegt bekanntlich Eisen und Giselle ist eine Yoga-Queen).

Es gibt heutzutage keine einfachen Lösungen mehr. Du brauchst unbedingt ein Ziel vor Augen, warum du anders essen und schlanker werden willst. Ich hatte es relativ einfach. Ich war 2007 schwer diabeteskrank. Mein Ziel war es, weg von den Insulin-Spritzen zu kommen. Als ich 2008 dann schlank und ohne Medikamente stoffwechselgesund war, sind ganz andere Effekte bei mir hinzugekommen. Diese haben bis zum heutigen Tage dafür gesorgt, dass ich schlank geblieben bin.

Erstens habe ich festgestellt, dass die Nahrung, die ich als dicker Mensch so geliebt habe, schlechte Nahrung ist. Ich nenne hier jetzt nur mal Vanillesauce, Jägersauce, Kartoffelchips mit ungarischer Geschmacksnote und Schokolade. Das alles schmeckt mir heute nicht mehr. Ab und zu probiere ich diese Dinge aus Interesse nochmal. Aber sie schmecken mir halt nicht mehr. Es bedeutet für mich keinen Verzicht, sie nicht zu essen. Ich hasse mittlerweile Geschmacksverstärker-Chips und übersüßten Kuchen aus der konventionellen Bäckerei.

Des Weiteren machen Ski- und Fahrradfahren mit 30 Kilogramm weniger auf den Rippen unfassbar viel mehr Spaß. Hätte ich das vor 25 Jahren gewusst, hätte ich freiwillig Diabetes bekommen, um beim Ski- und Radfahren vorne mit dabei zu sein.

Drittens gibt es den Effekt, dass meine Wirkung auf die Damenwelt eine ganz andere ist als früher. Heute lebe ich in einer glücklichen Ehe. Alle diese Faktoren halten dich auf lange Sicht bei gesunder Ernährung. Die Auswirkung gesunder Ernährung auf mein Leben als alter Mensch wird ebenfalls immens sein. Schiebe ich im Jahr 2044 mein MTB-Rad über die Alpen und habe ich eventuell ein Verhältnis mit einer hübschen 50-Jährigen (die dann über 20 Jahre jünger wäre als ich)? Oder schiebe ich meinen Rollator durch ein Altersheim voller Demenzkranker? Es gelten die Worte des großen Lew Hollander: »Die ersten 40 Jahre des Lebens bekommen Sie geschenkt. Dann müssen Sie achtgeben. Was auch immer Sie ab 40 tun – es bestimmt, was Sie mit 80 tun. Sterben müssen wir alle. Aber Sie können die Länge und Qualität Ihres Lebens beeinflussen.« Lew Hollander ist der älteste Finisher des Iron Man Triathlon auf Hawaii. Mit 82 Jahren hat er ihn in unter 16 Stunden geschafft. Im Alter von 85 Jahren hat er den Iron Man nochmals durchgezogen, doch leider lag seine Zeit über 16 Stunden, weswegen er bei diesem Lauf nicht als Finisher gewertet wird. Der Iron Man auf Hawaii besteht aus 3,8 Kilometern Schwimmen im offenen Meer, 180 Kilometern Radfahren und 42,2 Kilometern Laufen. Am Stück.

Die Diabetes-Gala in Berlin

Im September 2012 kam bei einem kleinen Fachverlag mein erstes Buch über Diabetes heraus. Es trug damals den Titel »Diabetes heilen in 28 Tagen« (mittlerweile hat die Wettbewerbszentrale den Verlag wegen dieses Titels verklagt und der Verlag hat den Titel zu »Diabetes bekämpfen in 28 Tagen« geändert). Der provokante Titel generierte damals ein kleines Rauschen in der deutschen Medienlandschaft. Ich fand meinen Namen plötzlich in einigen Tageszeitungen, Radiosendungen, einer morgendlichen TV-Sendung und dem Diabetes-Ratgeber aus der Apotheke wieder. Dadurch wurde auch die Deutsche Diabetesgesellschaft auf mich aufmerksam und ich wurde 2013 zu einer Diabetes-Gala nach Berlin eingeladen. Ich durfte in Berlin dann tatsächlich zum ersten Mal in meinem Leben über einen roten Teppich laufen. Denn die Deutsche Diabetesgesellschaft hatte ein paar Prominente ins Publikum eingeladen (echte Promis kommen nur, wenn es einen roten Teppich gibt). Direkt hinter mir wollte Barbara Schöneberger in die Halle gehen, also interessierte sich nicht ein Fotograf für meine Person. Stattdessen stand ich mit offenem Mund da und habe mehrere Minuten lang das Blitzlichtgewitter bestaunt, das Barbara bei den Fotografen auslöste. Auf der Gala selbst bestand meine Aufgabe darin, die Bühne zu entern und dort einen Scheck eines großen Insulinherstellers entgegenzunehmen. Der Scheck war für einen guten Zweck in Sachen Diabetes gedacht. Ich sollte den Scheck für die Fotografen in die Kameras halten und dem Moderator die Hand schütteln. Friede, Freude, Eierkuchen – soweit der Plan. Allerdings wollte das Schicksal, dass dieser Abend ein bisschen anders ablaufen sollte und ich plötzlich als Revoluzzer dastand. Denn direkt vor mir hatte der Berliner Promi-Friseur Udo Walz exakt dieselbe Aufgabe zu bewerkstelligen wie ich. Udo Walz war einer der ganz wenigen deutschen Prominenten, der offen zu seiner Diabetes-Typ-2-Erkrankung stand. Udo Walz ging also auf die Bühne und bevor er vom Moderator den Scheck überreicht bekam, fragte der Moderator den Udo die üblichen Smalltalk-Floskeln. Udo Walz sagte im Verlaufe dieses Dialogs sinngemäß: »Ja, ich habe mit 40 Lebensjahren meinen Diabetes bekommen. Ich muss Insulin spritzen. Aber ich habe immer solche Angst vor Unterzuckerungen, deswegen laufe ich mit latent zu hohen Blutzuckerwerten durch die Gegend. Dummerweise habe ich so schon massive Probleme mit meinen Füßen bekommen. Also trage ich diese Gesundheitslatschen, denn mir wurden schon ein paar Zehen amputiert« (eine kleine Anmerkung: Udo ist am 20.11.2020 an Diabetes-Komplikationen gestorben). Direkt nach Udo ging ich dann also auf die Bühne und der Moderator stellte mir im Prinzip dieselben Fragen wie Udo. Doch meine Antwort stand der von Udo diametral gegenüber. Denn ich sagte: »Also bei mir ist eigentlich alles wie beim Udo. Auch ich hatte 30 Kilo Übergewicht. Auch bei mir wurde Diabetes in meinem 40. Lebensjahr diagnostiziert. Auch ich musste sofort Insulin spritzen. Doch dann habe ich meine Ernährung komplett umgestellt und meinen Lebensstil geändert. Deswegen brauche ich jetzt überhaupt keine Medikamente mehr und mein Blutzucker ist wieder in Ordnung. Wir hätten keine Diabetiker in Deutschland, wenn die Menschen Marmelade meiden würden.«

Rumms.

Für etwa fünf Sekunden herrschte absolute Stille im Saal, man hätte die berühmte Stecknadel fallen hören können. Dann brach lautes Gemurmel aus. Vor allem die Vertreter der Pharmaindustrie äußerten sich hörbar abfällig über meine Bemerkung. Doch eine Hand voll Mediziner im Saal applaudierte mir frenetisch. Einer dieser Mediziner war Professor Morten Schütt, damals Bereichsleiter Diabetes & Stoffwechsel an der Universitätsklinik Lübeck. Heute betreibt Prof. Schütt eine große Diabetes-Praxis in Lübeck. Prof. Schütt plauderte auf der Diabetes-Gala anschließend noch ein bisschen mit mir. Wir waren uns sofort sympathisch, wir sind fast gleich alt und wir hören beide beim Autofahren gerne Rage against the Machine. Beim Schreiben dieses Buchs kam mir plötzlich der Gedanke, dass es eine tolle Sache wäre, wenn Prof. Schütt mir ein ganz kurzes Interview geben würde. Ich gebe dieses Interview wortwörtlich wieder. Prof. Schütt und ich, wir duzen uns. Ich habe Prof. Schütt am Karnevalssamstag 2023 telefonisch interviewt.

Hallo Morten, danke, dass du deine kostbare Zeit für ein kurzes Interview opferst. Kein Problem. Das tue ich doch gerne.

Meine erste Frage: Wie wichtig sind gesunde Ernährung, körperliche Bewegung und die Vermeidung von Stress beim Kampf gegen Diabetes? Da sprichst du das zentralste Thema der Diabetes-Therapie überhaupt an. Ein Thema, das zugleich aber auch komplex und offensichtlich nur schwer vermittelbar erscheint. Dabei ist es mehr oder weniger überlebenswichtig, sich mit diesem Thema auseinanderzusetzen. Eine Änderung des Lebensstils betrifft nicht nur die Diabetes-Erkrankung allein. Das ist wichtig, dass man das allen Menschen klarmacht. Es geht nämlich nicht nur um eine bessere Blutzuckereinstellung – sondern es geht gleichzeitig auch um das Risiko für einen Herzinfarkt, einen Schlaganfall, den vorzeitigen Tod, eine Krebserkrankung und so weiter. Es geht grundsätzlich um eine Verbesserung der Lebenserwartung und letzten Endes auch der Lebensqualität. Wobei man sagen muss, dass die Effekte sicherlich individuell unterschiedlich sind. Das betrifft natürlich auch die Möglichkeiten eines jeden Menschen, die Änderungen umzusetzen. Aber grundsätzlich kann man sagen: Egal, was passiert, ein gesunder Lebensstil kann kein Nachteil sein. Gesunder Lebensstil ist immer ein positiver Aspekt, der etwas verbessert. Sei es im Ergebnis der Therapie, sei es im Umfang der Medikation, seien es diese ganzen Endpunkte, die man deutlich reduzieren kann. Es wäre verrückt, auf gesunden Lebensstil zu verzichten. Trotzdem können die Erfolge unterschiedlich sein und deswegen muss man tatsächlich bei einigen Menschen auch mit kleineren Erfolgen zufrieden sein. Es ist total wichtig, dass man nicht zu viel verlangt und alles individuell betrachtet. Bei der Ernährung zum Beispiel: Das ist eigentlich kein Hexenwerk. Es geht definitiv nicht um eine Diabetes-Diät, sondern vielmehr (und das beschreibst du in deinem Buch sicherlich auch ausführlich) um die gesunde, ausgewogene Kost. Es geht nicht um Verbote, aber um das Erkennen und Einschätzen unvorteilhafter Ernährung und vor allem darum, zumindest in Teilen eine gesundheitsfördernde Ernährung in den Alltag zu integrieren. Für viele Menschen ist der Begriff einer gesunden, ausgewogenen Kost zu allgemein oder etwas, was sie nicht kennen oder nie kennengelernt haben. Darüber müssen wir in und vor allem auch außerhalb der Arztpraxen viel mehr informieren und unterstützen.

Bei der körperlichen Bewegung ist es ganz ähnlich. Es geht letzten Endes hier vor allem um die Regelmäßigkeit und um das Erreichen und das Aufbauen einer körperlichen Fitness, die wiederum dazu führt, dass die Zellen insulinempfindlicher werden – du also mit weniger Insulin-Eigenproduktion oder äußerer Applikation von Insulin bessere Werte erreichen kannst. Gerade die körperliche Fitness hat hervorragende Effekte nicht nur auf den Blutzucker, sondern auch auf sämtliche anderen Gesundheitsrisiken im Leben. Oft ist das männliche Gehirn ein Problem, denn wenn man die Männer mit diesem Thema konfrontiert, dann suchen viele im Keller die Turnschuhe aus der Zeit der Bundesjugendspiele und übertreiben das Training maßlos. Das ist leider ein großes Problem und kontraproduktiv, denn durch das Übertreiben fallen die Blutzuckerwerte nicht ab, sondern steigen teilweise sogar an. Der ein oder andere hört dann tatsächlich mit dem Training auf, weil es ja offensichtlich gar nichts bringt. Also muss man Menschen wieder langsam ans Training führen, wenn sie sich längere Zeit nicht körperlich bewegt haben. Wichtig ist die Regelmäßigkeit und wenn wir, sag ich mal, bei täglich 15 Minuten anfangen, haben wir hier schon herausragende Effekte, die wir erreichen können.

Und ja, Stress hattest du auch erwähnt. Natürlich ist es so, dass Stress meistens sogar eine zentrale Rolle spielt, wenn du dich um das Verhalten der Menschen kümmerst. Letzten Endes wird das Ernährungsverhalten und das Bewegungsverhalten durch Stress ganz besonders beeinflusst. Wenn man tatsächlich an diesen beiden Schrauben »Ernährung« und »Bewegung« arbeiten will, dann sollte man erstmal gucken, welche Möglichkeiten der Mensch hat. Welche Rolle spielt der Stress bei diesem Menschen im Leben? Könnte man eventuell mit der Berücksichtigung dieser Stress-Problematik viel erfolgreicher sein, um dann den Boden zu ebnen für Erfolge im Lebensstil? Aber es ist individuell höchst unterschiedlich und trotzdem für jeden Patienten überaus wichtig.

Ich sage auf meinen Vorträgen manchmal im Scherz, dass jeder Diabetiker, der seinen Diabetes auf natürlichem Wege bekämpft hat, auch darüber ein Buch geschrieben hat. Ich will damit sagen, dass nur die allerwenigsten Menschen sich auf den Weg machen, etwas an ihrem Lebensstil zu ändern und dann auch noch die allermeisten Menschen dabei scheitern. Wie schätzt du denn diese Situation aus deiner jahrzehntelangen Praxis ein? Also, das ist wirklich schwer zu sagen. Es ist wichtig, die Situation und die Möglichkeiten eines jeden Menschen individuell und differenziert zu betrachten. Jeder Mensch hat unterschiedliche Möglichkeiten, lebt in besonderen Verhältnissen, die eine Umsetzung eines vorteilhaften Lebensstils beeinflussen. Ein großes Thema sind auch berufliche Situationen wie Schichtdienst. Schichtdienst macht es für viele Menschen wirklich schwer, Lebensstil-Maßnahmen optimal umzusetzen. Auch schwere körperliche Arbeit im Beruf ist für viele Personen belastend. Oft fehlt abends die Kraft, aber auch das Verständnis, sich noch mal aufzuraffen, um etwas zu verändern. Natürlich ist auch das Alter des Menschen wichtig. Gibt es chronische Erkrankungen oder Komplikationen, die eine Umsetzung von optimalem Lebensstil beeinflussen? Es ist auch wichtig zu wissen, ob die Person alleine oder in einer Familie oder einer Lebensgemeinschaft lebt. Was ich sagen will, ist, dass Erfolge individuell ganz unterschiedlich ausfallen können und nicht immer gleich sichtbar sind. Hier spielen am Ende auch genetische Veranlagungen eine Rolle, die bei einigen Menschen zu größeren und offensichtlich leichter erreichbaren Erfolgen führen. Und trotzdem: Jeder kann auf seine Art durch Lebensstil eine Verbesserung seiner Gesundheitssituation erreichen.

Du, das ist mir alles klar. Das sind die Limitationen in der täglichen Praxis. Trotzdem versuche ich noch mal, dir eine konkrete Zahl zu entlocken. Also ich sag mal so, bei meinem Hausarzt bin ich der einzige Patient, der durch eine Umstellung seines Lebensstils seinen Diabetes in den Griff bekommen hat. Und ich selbst habe mittlerweile 50 000 Exemplare meiner Bücher verkauft und bei mir haben sich über all die Jahre höchstens 20 Menschen gemeldet, die große Erfolge gefeiert haben, weil sie meinen Tipps konsequent gefolgt sind. Ich halte also den Anteil derer, die wirklich eine Lebensstil-Intervention schaffen, für sehr gering. Warum die Menschen dann letzten Endes nicht losgehen bzw. auf ihrem Weg scheitern, das ist ja eine ganz andere Frage. Aber stimmst du mir zu, dass der Prozentsatz der Gewinner sehr gering ist? Ja, das ist so. Ich glaube auch, es könnten deutlich mehr sein. Aber wie gesagt, für viele moderne Menschen ist das Leben – also die Lebensumstände – einfach so komplex, dass es einfach nicht so klappt, wie sie es eigentlich wollen. Ich kenne viele Patienten, die es wirklich versuchen, aber die es nicht schaffen. Deswegen bin ich schon mit ganz kleinen Erfolgen zufrieden. Wir gehen ja auch einen langen Weg gemeinsam, aber immer in kleinen Etappen. Und da muss man halt sehen: Es gibt gute Zeiten und schlechte Zeiten. Man muss die guten Zeiten nutzen, um voranzukommen. Aber okay, du wolltest eine Zahl. Dann sag ich: deutlich unter 5 Prozent.

Meine Mutter hat früher immer gesagt: »Junge, in Sauerkirschmarmelade kann kein Zucker drin sein, denn Sauerkirschmarmelade schmeckt ja sauer!« Kennst du aus deiner täglichen Praxis ähnliche Fälle von hanebüchenem Unwissen? Sagen wir mal so: Ich freue mich wirklich über jeden, der sich irgendwie mit Ernährung auseinandersetzt. Zu beachten ist, dass es viele Missverständnisse gibt, die teilweise auch gefährlich sind. Es ist wichtig zu wissen, dass die Auswirkungen von Ernährung individuell ganz unterschiedlich sein können. Wer etwas Geld übrig hat und interessiert ist, der könnte sich einen Glukose-Sensor für 10 oder 14 Tage besorgen (je nachdem, welches Modell man wählt). Diese Sensoren zeigen kontinuierlich Verläufe der Zuckerkonzentrationen an. Mit dieser Methode kann man austesten, welche Mahlzeit oder welche Lebensmittel besonders hohe Anstiege des Blutzuckers verursachen und somit eher unvorteilhaft sind. Und natürlich gilt dies auch für die eher vorteilhaften Lebensmittel mit geringeren Anstiegen. Diabetologie ist letzten Endes immer auch »Erfahren«, »Entdecken« und »Erleben«. Es gibt aber auch bestimmte Missverständnisse und Wissenslücken, die immer wieder anzutreffen sind. Eines der größten Missverständnisse ist sicher der Obstkonsum bzw. das Thema »Säfte«. Ich erlebe es immer wieder, dass Patienten mit leuchtenden Augen zu mir kommen und berichten, sie hätten ihr Abendessen komplett umgestellt. Sie würden nämlich keine zwei Scheiben Brot mehr essen, sondern stattdessen sechs Apfelsinen. Leider sind die Blutzuckerwerte noch mehr angestiegen und ich muss diesen Patienten dann klarmachen, dass das Verhalten sozusagen ein Großangriff auf den Glukosestoffwechsel ist. Der hohe Fruchtzuckerverzehr am Abend ist besonders schädlich und kann die Entstehung einer Leberverfettung begünstigen.

Auch Milch ist ein großes Thema. Viele Menschen glauben, dass Milch (genauso wie Obst oder Säfte) gesund sei. Das Problem ist dann natürlich immer die Dosierung. Auch da hatte ich einen Patienten, der hat immer Sauerkirsch- und Grapefruitsaft getrunken. Ich habe ihm erklären können, dass dieses Verhalten hinsichtlich seiner Blutzuckerwerte ungünstig ist. Daraufhin hat der Patient die Säfte durch Milch ersetzt. Er hat dann am Tag mindestens zwei Liter Milch getrunken. So viel Milch hebt den Blutzucker aber auch massiv an. Solche Dinge passieren regelmäßig und wir spielen immer wieder Detektiv, um solche Geheimnisse und Gewohnheiten aus dem Alltag zu erfahren.

Bei meiner eigenen Diabetes-Diagnose im Jahr 2007 hat nach meinem Dafürhalten die Schulmedizin komplett versagt. Denn niemand hat mir gesagt, dass mein Diabetes auch verschwinden kann, wenn ich eine Änderung meines Lebensstils hinbekomme. Stattdessen bekam ich eine Broschüre hingelegt. In dieser Broschüre stand, wie viel Insulin ich spritzen muss, wenn ich bei einer großen amerikanischen Bulettenbraterei essen gehe. Wie motivierst du deine Patienten in deiner Praxis? Ja, das Thema »Motivation« ist ganz wichtig. Ich sehe mich und die Patienten immer in einem Team. Ich spiele definitiv nicht den Moralapostel, der Forderungen stellt. Sondern ich sage ganz klar: »Wir sind ein Team.« Ich sage auch: »Alleine schaffe ich es nicht. Wir müssen zusammenarbeiten und wir müssen gemeinsam unsere Ziele formulieren.« Ich erzähle dann aber auch ganz klar, dass es hier nicht nur um die Korrektur von erhöhten Blutzuckerwerten geht, sondern letzten Endes auch darum, dass man hier eine Chance ergreift, die großen Gegner Herzinfarkt, Schlaganfall, frühzeitiger Tod und Krebserkrankungen erfolgreicher in den Griff zu kriegen. Jeder Patient kriegt am Ende der Sprechstunde von mir immer eine Notiz mit den wichtigsten Fakten. Ich mache immer einen Smiley drauf für die gute Stimmung. Das ist für mich nämlich eine wichtige Basis der Zusammenarbeit.

Möchtest du noch ein paar abschließende Worte sagen? Also, ich kenne dein Buch jetzt ja noch nicht, aber ich kenne dich. Du formulierst gerne prägnant. Das ist wunderbar, kann aber den ein oder anderen, der durch eine nachhaltige Lebensstil-Änderung allein nicht erfolgreich ist, frustrieren. Deshalb möchte ich abschließend noch einmal betonen, dass die von dir erklärten Lebensstil-Änderungen tatsächlich elementar, sozusagen lebenswichtig für Menschen mit und ohne Diabetes sind. Und dass diese Lebensstil-Änderungen definitiv nicht durch eine reine medikamentöse Therapie zu ersetzen sind. Dennoch ist der Typ-2-Diabetes nicht immer allein eine Lebensstil-Erkrankung, sondern wird durch mehrere Faktoren wie Vererbung, das Älterwerden und die Verhältnisse, in denen wir leben, beeinflusst. Es wäre großartig, wenn die Politik endlich erkennt, dass sie auch Verantwortung trägt für die Möglichkeiten eines jeden, sich gesund zu verhalten. Ich meine unter anderem das Sortiment und die Preise in den Supermärkten, öffentliche Grünflächen oder Angebote für körperliche Aktivität, allgemeine und verständliche Informationen zum Thema Gesundheit für sämtliche Bevölkerungsgruppen, Werbung etc. Trotz aller Widerstände und besonderen Situationen eines jeden: Es wäre verrückt, auf Lebensstil-Interventionen zu verzichten, da sie überragende Effekte auf die Gesundheit und das Leben haben. Zu beachten ist, dass es immer Menschen geben wird, die nicht durch Lebensstil allein den Diabetes in Griff bekommen. Das bedeutet nicht, dass auf Lebensstil verzichtet werden sollte, nur weil die Erfolge unmittelbar nicht sichtbar sind. Für diese Patienten gilt »Lebensstil plus«, das heißt, es muss begleitend auch eine medikamentöse Behandlung erfolgen. Dies gilt vor allem für Menschen mit einem hohen Risiko für Herzinfarkte, Schlaganfälle oder eine chronische Nierenerkrankung bzw. für die Menschen, die bereits an solchen Komplikationen leiden. Viele der neueren Diabetes-Therapien unterstützen einen positiven Lebensstil. Die größten Erfolge sehen wir aber auch dann immer nur, wenn auch der Lebensstil entsprechend optimiert wird. Deshalb ist es so wichtig, dass die Bevölkerung viel mehr Unterstützung erhält und mit Informationen zu einem gesunden Lebensstil versorgt wird. Deshalb sind Bücher, wie du sie schreibst, zeitgemäß und sinnvoll.

Dann danke ich dir recht herzlich und wünsche dir und deiner Frau ein schönes Wochenende. Du musst Montag aber wahrscheinlich wieder arbeiten. Ihr habt keinen Rosenmontag da oben, oder was? (Lachen) Ach, vergiss es. Hier ist gar nichts. Wir sind die Traurigen von der Küste. Wir gehen im Regen spazieren oder so (Lachen).

© Gunay/stock.adobe.com

Baustelle 1 – Ernährung

Gesunde Ernährung und alles, was du wissen solltest

Gesunde Ernährung hat nichts mit Askese und Lustverzicht zu tun. Du sollst schlemmen, bis dir die Schwarte kracht. Aber du sollst gesunde Lebensmittel schlemmen. Wenn du dich mit gesunden Lebensmitteln satt isst, dann nimmst du automatisch ab. Nimmst du ab, dann verschwindet dein Diabetes. So ist Diabetes Typ 2 definiert. Treibst du moderat Sport, vermeidest du Stress und bist du schlank, dann ist dein Blutzucker normal. Wenn dem nicht so ist, dann hast du keinen Diabetes Typ 2, sondern eine andere Diabetes-Form. Oder du bist gestresst, ohne dass du es merkst.

Gesunde Ernährung basiert auf vier Axiomen

1. Bleibe relativ schlank. Ich meine damit nicht »definiert und drahtig wie ein Weltklasse-Bodybuilder«, sondern einfach nur »so schlank, dass du bequem in den Sitz eines Flugzeugs passt«.
2. Ärgere dein Immunsystem nicht. Dein Immunsystem wiegt zwei Kilogramm und wäre das größte Organ deines Körpers, wenn es nicht dezentral organisiert wäre. Deswegen gilt in der Schulmedizin die Leber (1,9 Kilogramm) als dein größtes Organ. Vor allem Industriefraß, Milch, Weizen, Chemie und Haushaltszucker ärgern dein Immunsystem. Kümmert sich dein Immunsystem den ganzen Tag um diese Störenfriede (die du mit der Nahrung in deinen Körper bringst), versagt dein Immunsystem irgendwann bei einer anderen Bedrohung. Schwupps, hast du eine chronische Entzündung im Darm oder Arteriosklerose (denn die entsteht immer nach einer latenten Entzündung deiner Adern) oder Krebs (denn in uns allen mutieren jeden Tag vier Zellen zu Krebszellen, aber das stellt mit einem guten Immunsystem kein Problem dar).

3. Ärgere dein Mikrobiom nicht. Das Mikrobiom ist die Gesamtheit aller Bakterien in deinem Darm. Ohne Mikrobiom stirbst du. Auch dein Mikrobiom wiegt zwei Kilogramm und wäre ebenfalls das größte Organ in deinem Körper. Aber weil das Mikrobiom sozusagen outgesourced ist, zählt es nicht als Organ. Die größten Feinde eines gesunden Mikrobioms sind Industriefraß, Milch, Weizen, Chemie und Haushaltszucker.
4. Halte deinen Blutzucker unten. Schlemme also schlaue Kohlenhydrate und immer genug Eiweiß und Fette.

Dein Mikrobiom

Vor 30 Jahren hat die Schulmedizin bezüglich Ernährung, Diäten und Gewichtsabnahme grundsätzlich andere Dinge erzählt, als dies die Forscher heutzutage tun (z. B. galt Süßstoff als gut und jedes Fett als schlecht).

Das beginnt schon mit der schwachsinnigen Nomenklatur der guten alten Zeit. In Pflanzen gibt es sekundäre Pflanzenstoffe. Diesen Namen tragen diese Stoffe, weil sie damals als nicht so wichtig – eben sekundär – galten. Heute weiß die Wissenschaft, dass es gerade die sekundären Pflanzenstoffe sind, die dein Leben über lange Jahrzehnte gesund halten. Mit vielen sekundären Pflanzenstoffen in deiner Nahrung bekommst du am Ende einfach keinen Krebs. Aber frisch müssen sie sein, die sekundären Pflanzenstoffe. Gemüse-Pizza aus dem Tiefkühler funktioniert nicht.

Ähnlich gelagert ist die Sache mit den Ballaststoffen. Einen schlimmeren Namen als *Ballast* kann man einer Sache ja nun wirklich nicht geben. Doch Ballaststoffe sind alles andere als Ballast. Ballaststoffe sind Fasern, die von deinem Körper nicht verdaut werden können. Sie verbleiben komplett im Darm, ebenso wie eine verschluckte Murmel. Doch Ballaststoffe sind in deinem Darm sehr wichtig. Zum einen sorgen sie für einen guten Stuhlgang. Ich komme ja nun als Vortragender viel rum und wenn man auf langen Autobahnetappen mal in einer

Autobahnraststätte pinkeln geht, dann muss man nur 20 Sekunden zuhören, was die übrigen Menschen so hinter ihren Toiletten-Klotüren treiben. Da reicht bereits eine olfaktorisch-akustische Diagnose aus drei Metern Entfernung und ich weiß, dass 80 Prozent der Deutschen eine schlechte Verdauung haben. Das sind unmenschliche Geräusche und Gerüche. Die gäbe es nicht, wenn sich die Menschen anständig ernähren würden. Wenn du ausreichend Ballaststoffe isst, kannst du nicht an Verstopfung oder Durchfall leiden. Ballaststoffe ziehen außerdem eventuelle Gifte aus deinem Körper. Sie wirken so ein bisschen wie ein Schwamm, der in deinem Darm schlechte Dinge aufsaugt. Der Effekt ist aber eher übersichtlich. Ballaststoffe lassen dein Verdauungssystem länger an der Verdauung deiner Nahrung arbeiten. So steigt der Blutzucker langsamer.

Tja, und dann wäre da noch die Grundaussage einer jeden Ernährungslehre, die da vor 30 Jahren lautete: »Du isst, um dich zu ernähren«. Doch schon diese These ist komplett falsch. In Wahrheit gilt Folgendes: Du isst, um die Bakterien, die in deinem Darm wohnen, zu ernähren. Diese Bakterien bearbeiten an vorderster Front die Nahrung in deinem Darm und geben dann alle möglichen Vital- und Ernährungsstoffe in deinen Körper ab. Von diesen lebst du dann. Mit anderen Worten: Wenn die falschen Bakterien in deinem Darm wohnen oder wenn deine Bakterien nicht richtig arbeiten, wird es dir dreckig gehen. Natürlich stirbst du nicht am nächsten Tag, wenn die falschen Bakterien in dir hausen. Aber sie machen auf lange Sicht den großen Unterschied zwischen dick und dünn bzw. blutzuckergesund und Diabetes. Denn es stellt sich Erstaunliches heraus: Im Darm von schlanken und gesunden Menschen lebt ein anderes Mikrobiom als im Darm von übergewichtigen oder kranken Menschen. Wie immer sind die Diabetiker ganz vorne mit dabei, wenn es um ein schlechtes Mikrobiom geht. Und Wissenschaftler konnten Erstaunliches erzielen: Sie konnten Diabetiker dadurch heilen, dass sie den Kot von gesunden Menschen in den Darm der Diabetiker verpflanzten. Das nennt sich Stuhltransplantation und ist etwas eklig. Aber es funktioniert.

Du züchtest dir ein gutes Mikrobiom in deinem Körper an, indem du auf die größten Störenfriede eines gesunden Mikrobioms verzichtest.

Das sind Milch, Weizen, Chemie im Essen und Haushaltszucker. Dieses Quartett musst du einfach weglassen – das war es schon. Der Rest kommt von allein. Der Verzehr von viel Gemüse ist die Grundlage deiner Darm-Sanierung. Denn dein Mikrobiom liebt ebenfalls Ballaststoffe. Du solltest aber einen Schritt weiter gehen und probiotische Lebensmittel verzehren: Ich rede von Sauerkraut, Kefir, Apfelessig, Joghurt, sauren Gurken oder Hartkäse.

Glykämischer Index

Es gibt ein Maß für die Kohlenhydrate, die in einem Lebensmittel stecken. Dein Blutzucker steigt umso höher – oder, besser gesagt, deine Insulinproduktion läuft auf Hochtouren, nur beim Diabetiker steigt der Blutzucker –, je mehr Kohlenhydrate du zu dir nimmst. Menschen, die eine Veranlagung für Diabetes haben und jahrzehntelang zu viel Kohlenhydrate zu sich nehmen, laufen ganz schlimm Gefahr, dass Diabetes bei ihnen ausbrechen wird. Die Veranlagung hat fast jeder Zweite von uns in den Genen. Bei den heutigen moppeligen Kindern wird deswegen fast jedes dritte Kind als Erwachsener Diabetes haben. Ich bin gespannt, wie wir die Kosten in zwanzig Jahren stemmen wollen.

Das Maß für den Gehalt an Kohlenhydraten in einem Lebensmittel nennt sich »Glykämischer Index«. Der Glykämische Index (GI) ist ein kompliziertes Maß. Du kannst ihn nicht mit einer Waage oder einem Lineal oder sonst wie messen. Wissenschaftler haben mit vertrackten Berechnungen den Zuckergehalt jedes Lebensmittels in Relation zu Traubenzucker gesetzt. Die Wissenschaftler haben also die Frage gestellt: »Wie sehr hebt dieses und jenes Lebensmittel deinen Blutzucker im Vergleich zu Traubenzucker?« Traubenzucker bekam den Wert 100. Einfach so. Die Traubenzucker-100 ist nur eine Zahl. Sie hat keine Einheit. Die Traubenzucker-100 bedeutet so viel wie »volle Pulle alles an Zucker drin, was geht. Zuckervollausstattung!«. Am anderen Ende der Skala steht logischerweise Wasser. Du kannst so viel Wasser trinken, wie du willst, aber dein Blutzucker wird nicht steigen. Deswegen hat Wasser einen Glykämischen Index von 0. Irgendwo zwischen 0 und

110 sind alle Lebensmittel eingeordnet. Auflistungen aller Lebensmittel findest du online oder in manchen Büchern.

Beispiele für Lebensmittel und ihren Glykämischen Index.

- Wasser, Wodka, Fleisch, Fisch, Käse, Öle, Eier: GI von 0
- Nüsse, Feldsalat, Fenchel, Chicorée, Champignons, Cashewnüsse, Brokkoli, Rettich, Sauerkraut, Weißkohl: GI von 15
- Äpfel, Aprikosen, Birnen, rote Bohnen, Buchweizen, Dinkel, Erbsen, Falafel, Haferflocken, Joghurt, Kichererbsen, Vollkornnudeln (al dente): GI von 30–40
- Zucker, Rosinen, Müsliriegel: GI von 60–70
- Wassermelone, Weißbrot, Pommes, Kartoffeln, weißer Reis: GI von 70–90
- getrocknete Datteln, Traubenzucker: GI von 100
- Bier: GI von 110

Du weißt mittlerweile, dass Glukose über deine Leber ins Blut gelangt. Deswegen ist es im Prinzip egal, was und wie viel du isst. Entscheidend für deine Diabetes-Krankheit ist: Was kommt nach der Leber raus? Wie viel Glukose gibt die Leber ins Blut ab?

Du kannst das Ganze durchaus mit dem Trinken von Longdrinks oder anderen alkoholischen Getränken vergleichen. Nehmen wir an, du machst ein paar Mixgetränke auf Wodka-Basis. Die Wodka-Menge ist hierbei immer gleich, aber einmal fügst du Kirschsaft, einmal einen Energy-Drink und einmal Orangensaft hinzu. Die Farbe und der Geschmack des Getränks sind nun immer unterschiedlich, aber die Wirkung auf den Alkoholgehalt deines Bluts ist immer gleich. Auch wenn du andere Drinks nimmst, zum Beispiel Rotwein, Weißwein, andere Schnäpse oder Bier, hast du instinktiv ein Gefühl dafür, dass dich alle diese Getränke gleich betrunken machen können. Es kommt nur auf die jeweilige Menge an, die du trinkst. Auch Bier macht irgendwann atomblau. Genauso verhält es sich mit Kohlenhydraten in deiner Nahrung. Deiner Leber ist vollkommen egal, in welchem Lebensmittel die Kohlenhydrate gesteckt haben. Am Ende zählen nur die komplett aufgenommene Menge der Kohlenhydrate und die Tatsache, ob es schnell verdauliche oder schwerer verdauliche Kohlenhydrate waren.

Denn es gibt einen großen Unterschied bei den Kohlenhydraten. Es gibt Kohlenhydrate, die von ihrer chemischen Struktur sehr kurz sind. Diese Kohlenhydrate passen sozusagen sofort durch deinen Darm und deine Leber. Ab ins Blut damit! Viel länger haben deine Leber und dein Darm an den langkettigen Kohlenhydraten zu knabbern. Letzten Endes steigt dein Blutzuckerspiegel zwar auch, aber du bist länger satt und es dauert länger, bis dein Blutzuckerspiegel gestiegen ist. Solche langkettigen Kohlenhydrate findest du zum Beispiel in echten Vollkornprodukten oder in Salzkartoffeln und Pellkartoffeln. Mit dieser positiven physiologischen Eigenschaft ist aber auch die negative psychische Eigenschaft der Vollkornprodukte verbunden. Sie gehen eben langsamer ins Blut, der Anstieg deines Blutzuckerspiegels kommt nicht wie ein Tsunami über dich. Dummerweise macht aber genau dieser schnelle Anstieg des Blutzuckerspiegels glücklich und süchtig. Wenn du deine Ernährung also auf langkettige Kohlenhydrate umstellst, kannst du dich drauf einstellen, dass vielleicht das ein oder andere Hochgefühl nach dem Essen ausbleibt.

Neben dem Glykämischen Index gibt es noch ein Maß für die absolute Flutung deines Körpers mit Kohlenhydraten – beim Gleichnis mit Alkohol wäre die Fragestellung: »Wie besoffen werde ich von diesem Drink?« Dieses Maß nennt sich bei Kohlenhydraten »Glykämische Ladung«. Die Glykämische Ladung ist viel wichtiger als der Glykämische Index. Sie ist nichts weiter als das Produkt aus Glykämischem Index mal Menge des betreffenden Lebensmittels. Eine Möhre beispielsweise hat einen niedrigeren Glykämischen Index als ein Eis, wenn du aber am Eis nur knabberst, jedoch 30 Möhren isst, dann werden die Möhren deinen Blutzuckerspiegel mehr heben als das Eis. Auch zum Thema Glykämische Ladung findest du im Internet und in den Buchhandlungen extrem umfangreiche Tabellen. Darauf möchte ich in diesem Buch nicht weiter eingehen. Stattdessen möchte ich dir stichwortartig eine grobe Orientierung geben, bei welchen Lebensmitteln du in welchem Maße zuschlagen darfst.

Gute vs. böse Lebensmittel

Viel verzehren: Wasser, Gemüse, Nüsse, Pilze, Gewürze, Eier, Fisch, Fleisch, Olivenöl

Mit Bedacht verzehren: Obst, Salzkartoffeln, Pellkartoffeln, Sättigungsbeilagen (Vollkornreis, Vollkornnudeln, Hafer, Quinoa, Buchweizen)

Vermeiden: Fertigprodukte, Chips und Süßkram, Haushaltszucker, Süßstoffe, Chemie im Essen, Bier

Industrielles Essen

Die Industrie möchte dich auf Teufel komm raus mit zwei Dingen vollstopfen: mit schnell resorbierbaren Kohlenhydraten und mit Chemie. Denn beide Dinge lassen dich über die Maßen futtern und beide Dinge machen dich süchtig. In dir entsteht also das Verlangen, immer mehr von diesen Produkten der Industrie zu essen. Nach einigen Jahrzehnten jedoch können daraus handfeste Krankheiten resultieren. Ein um zehn Prozent erhöhter Anteil an industrieller Nahrung löst statistisch zwölf Prozent mehr Krebserkrankungen aus. Du kannst den Stellenwert deines Verdauungssystems gar nicht überbewerten.

Dein Verdauungssystem ist von deinen Zähnen bis zu deinem Popo acht Meter lang. Bitte nimm dir mal eine Schnur, messe acht Meter ab und spann diese in deinem Wohnzimmer auf. Dann hast du eine Vorstellung davon, was acht Meter Verdauungssystem bedeuten. Der Darm ist innen ganz schrumpelig. Das hat die Natur so eingerichtet, weil so die Oberfläche der Darmschleimhaut riesig wird. Würde man einen Darm komplett glattstreichen, bekäme man eine Oberfläche von 300 Quadratmetern. Jetzt wird einem auch schlagartig klar, warum es Menschen so dreckig geht, wenn man sich einen Magen-Darm-Virus eingefangen hat. 300 Quadratmeter kranke Oberfläche im Inneren eines 1,70 m großen Menschen, das ist schon eine echte Ansage.

Der Mensch verzehrt in seinem Leben ungefähr 65 Tonnen Lebensmittel. Alle zehn Jahre tauscht dein Körper jedes Molekül in dir aus. Das gilt sogar für diejenigen Gewebearten, die dein Leben lang bestehen bleiben (z. B. das Nervensystem). Und es macht nun einen sehr großen Unterschied, ob du dich dein Leben lang von schrottigem oder von hochwertigem Essen ernährst. Diese Tatsache habe ich bis zum Jahr 2007 schlicht und ergreifend nicht wahrhaben wollen. Obwohl sie mir als Arzt beigebracht wurde, habe ich an der Universität gedacht: »Das kann doch alles nicht so schlimm sein.« Das ist ja der Vorteil der Jugend. Man kann Warnungen gut in den Wind schlagen, fühlt sich unverletzlich und bärenstark. Männer neigen noch mehr zum Größenwahn als Frauen – habe ich den Eindruck. Ich habe damals immer gesagt: »Ich rauche nicht und ich treibe Sport, ich werde nicht krank.« Dann hat mich das Schicksal eines Besseren belehrt. Der Ausbruch meines Diabetes (oder, besser gesagt, die Diagnose meines Diabetes) im Jahr 2007 war für mich der Anlass, mein Leben komplett zu durchleuchten, alle meine Handlungen zu hinterfragen und auf den Prüfstand zu stellen.

Industrielle Nahrung kann niemals gesund sein, selbst wenn die Firmen ab morgen nur noch höchstwertige, teure und biologische Lebensmittel verarbeiten würden und jegliche chemische Zusätze vermeiden würden. Der Grund dafür ist ganz einfach. Industrielle Nahrung kann niemals so frisch sein wie selbstgekochte Nahrung aus frischen Zutaten. Wir Menschen sind von der Natur so konstruiert, dass wir durch die Gegend streifen und frische Lebensmittel schlemmen sollen. Nichts anderes haben die Jäger und Sammler (bzw. die Fischer und Sammler) der Steinzeit gemacht. Diese Phase dauerte zwei Millionen Jahre. Wir haben uns genetisch auf diese Lebensform eingestellt. Je weiter wir uns von diesem archaischen Lebensprinzip entfernen, desto kränker werden wir. Heutzutage leiden ungefähr 80 Prozent der Menschen mit einem westlichen Lebensstil unter Zivilisationskrankheiten. Das bedeutet schlicht und ergreifend, dass diese Krankheiten nicht ausgebrochen wären, wenn die Menschen gesünder leben würden. Etwas körperliche Bewegung und anständige Lebensmittel, das war's auch schon.

Es gibt die klassischen chemischen Zutaten, die die Industrie gerne in ihre Produkte kippt. Da wären zum einen die Aromen. Aromen verstellen dein Appetit-Zentrum, da das an sich miserable Essen besser schmeckt, wenn Aromen drin sind. Die Lebensmittelindustrie wäre heute in der Lage, dir ein Stück Pappkarton so zu kredenzen, dass du darin eine leckere Pizza erschmeckst. Der Grund, warum die Industrie Aromen einsetzt, ist ein ganz einfacher. Es geht um die Maximierung des Gewinns. Aromen dienen auf gar keinen Fall deiner Gesundheit. Aromen sind heutzutage fast ausschließlich im Labor hergestellt. Es sind genmanipulierte Bakterien oder Pilze, die am Ende biochemische Verbindungen herstellen, die uns Menschen schmecken, wenn sie in unserem Essen landen. Essen, das gut schmeckt, riecht auch immer gut. Doch den Menschen an seinem Geruchssinn zu manipulieren ist eine der perfidesten Methoden, um ihn gefügig zu machen. Die Natur kennt Pheromone oder Duftstoffe. Mütter (und Väter) lieben es, ihre Babys zu riechen. Verliebte lieben es, ihren Partner zu riechen. Düfte lösen in uns unfassbar kräftige hormonelle Schwankungen aus. Wir alle werden von klein auf an Chemie im Essen gewöhnt. Deswegen machen künstliche Aromen gerne mal süchtig.

In die gleiche Kerbe schlagen Farbstoffe. Du brauchst keine Farbstoffe in deiner eigenen Küche, denn dein leckeres gesundes Essen wird schon von ganz allein gut aussehen. Doch in der Industrie ist das eben nicht so, weil die Industrie ganz andere Fertigungsprozesse hat. Also müssen Farbstoffe her, um minderwertiges Essen aufzupeppen. Schon wieder hast du den psychologischen Effekt, dass du von einem Lebensmittel mehr isst als du eigentlich willst. Normalerweise hält ein Lebensmittel das ein, was es an Verlockungen aussendet. Besteht also ein Lebensmittel aus minderwertiger Ware, dann schmeckt es uns auch nicht richtig gut und wir essen weniger davon. Schmeckt ein Lebensmittel über alle Maßen gut, dann sind höchstwertige Zutaten drin und ein Meisterkoch hat sie zubereitet. Chemie im Essen hebelt dieses Naturgesetz aus.

Geschmacksverstärker sind ein weiteres beliebtes Mittel der Lebensmittelindustrie. Mittlerweile wollen viele Verbraucher keine Geschmacksverstärker mehr essen. Also gibt die Industrie den Geschmacksverstärkern neue Namen (z. B. Hefeextrakt, Molkereierzeugnis oder E6xx). Zudem darf Aroma zu einem Gutteil Geschmacksverstärker enthalten. Geschmacksverstärker lassen dich über deinen Appetit essen und sie führen zu Hunger-Attacken in den Tagen danach. Außerdem erfordert ein Geschmacksverstärker-Mahl zum Nachtisch eine echte Zucker-Bombe, weil der Nachtisch sonst fade schmeckt.

Würdest du einen Steinzeit-Mensch mit einer Zeitmaschine in unsere Gegenwart beamen (oder würdest du einen Sentinelesen von seiner Insel runterholen – das sind die Urmenschen, die 2018 auf ihrer Insel einen amerikanischen Missionar getötet haben), dann würden diese Urmenschen das moderne Essen verschmähen. Sie kämen mit der ganzen Chemie nicht klar. Manchmal bin ich auf Familienfeiern gezwungen, Chemie in meiner Nahrung zu essen, obwohl ich das seit 2008 vermeide. Aber ich traue mich nicht, meinen nächsten Verwandten zu sagen, dass mir Chemie-Kuchen, Chemie-Soße und Chemie-Suppe nicht mehr schmecken. Doch nach dem Verzehr von Chemie-Fraß bekomme in der Nacht unfassbare Verdauungsprobleme. Manchmal wirkt es so, als hätte ich mir irgendwelche Salmonellen oder Noroviren eingefangen. Je mehr Chemie ich esse, desto schlimmer wird die Nacht. Ein weiterer Effekt ist eher lustig. Genau drei Tage nach dem Verzehr von Chemie im Essen kriege ich extrem viele ekelhafte Pickel. So wie damals mit 17, nur dass es diesmal nicht an meinen Hormonen liegt. Diesmal muss mein Körper irgendwelche Chemie aus dem Essen loswerden.

Ich weiß nicht, warum sich die Lebensmittelindustrie überhaupt noch Lebensmittelindustrie nennen darf. Sie in Nahrungsmittelindustrie umzutaufen wäre das Mindeste. Ich finde allerdings, der korrekte Name lautet: Wir-verkaufen-dir-Dinge-die-dich-in-30-Jahren-krankmachen-Industrie. Die Lebensmittelindustrie stellt aktuell das größte Problem für die Volksgesundheit der Welt dar. Weit vor Feinstaub, Alkohol, Tabak oder Corona. Niemand bringt heutzutage so viele Menschen vorzeitig ins Grab wie die Nahrungsmittelindustrie.

Die Nahrungsmittelindustrie beschäftigt Heerscharen von Lebensmittelchemikern, die den Chemie-Fraß pimpen. So gaukelt dir ungesundes Essen tatsächlich Lebensfreude vor. Die größte Leistung einer jeden Ernährungsumstellung besteht darin, diese Vortäuschung falscher Tatsachen zu durchblicken. Das Glücksgefühl von industriellem Essen mit leeren Kohlenhydraten und Chemie-Zusätzen ist wie Pappmaschee. Da steckt nichts dahinter. Auf lange Sicht wirst du einfach nur krank und dick. Nachhaltig gesundes Essen besitzt ebenfalls ein Glücksgefühl. Dieses wirkt auf den ersten Blick viel weniger effektvoll. Das Glücksgefühl von gesundem Essen ist zarter. Doch am Ende ist es genau dieses Glücksgefühl, was dich wirklich glücklich macht. Länger und gesünder leben lässt es dich sowieso.

Die Lebensmittelampel ist Unsinn

Seit November 2020 prangt auf manchen Lebensmitteln die Lebensmittelampel bzw. der Nutri-Score. Der Nutri-Score ist eine freiwillige Angabe der Industrie. Der Nutri-Score ist eine Skala aus fünf Farben und zusätzlichen Buchstaben A bis E. Grünes A = gesund, rotes E = ungesund. Im Prinzip wäre es natürlich eine tolle Sache, wenn der Verbraucher über ein ganz einfaches System den gesundheitlichen Effekt eines Nahrungsmittels abschätzen könnte. Doch leider hat der Nutri-Score große Schwächen. Ich sehe im Nutri-Score sogar eine große Gefahr. Denn der Nutri-Score achtet lediglich auf das Verhältnis der Makronährstoffe Eiweiß, Fett und Kohlenhydrate sowie auf die Kalorien. Darüber hinaus spielt noch das Vorhandensein von Salz, Zucker und Ballaststoffen eine Rolle.

Ist ein Lebensmittel frisch oder kommt es aus der Fabrik? Enthält ein Lebensmittel Süßstoffe (die bekanntlich ungesund sind), Konservierungsmittel oder künstliche Aromen? Alle diese Fragen interessieren den Nutri-Score nicht. Deswegen kommt es in der Praxis zu folgendem kontraproduktiven Einfluss auf die Verbraucher: Natürlich prangt auf klassisch ungesunden Lebensmitteln wie Süßigkeiten und Kartoffelchips das rote E. Das weiß aber nun wirklich jeder – auch ohne Nutri-Score. Jedoch erhascht ein mit Chemie überfrachteter, hochprozessierter Industriefraß ein leuchtend grünes A. Also hat der Verbraucher das Gefühl, dass eine Gemüse-Tiefkühlpizza oder eine Geschmacksverstärker-Dosensuppe gut für seine Gesundheit wäre. Dem ist leider überhaupt nicht so. Deswegen empfinde ich den Nutri-Score als Veräppelung des Verbrauchers. Es gilt das, was schon immer galt: Meide jegliche industriell vorgefertigte Nahrung und kaufe nichts, was mehr als fünf Zutaten hat. Und kenne alle Zutaten.

Salamibrot als Indikator

Wenn du dir einen fertigen Snack an der Tanke, im ICE oder am Kiosk kaufst, dann tappst du so gut wie immer in die Chemiefalle. Beispielhaft liste ich hier mal die Zutatenliste eines Butterbrots mit Wurst, Käse und Schinken auf, das dir als »Vollkornschnitte« im Flughafen verkauft wird.

Roggenvollkornbrot 58 % (Roggenvollkornschrot, Natursauerteig [Roggenvollkornschrot, Wasser], Wasser, Weizenmehl, Zuckerrübensirup, Salz, Hefe), Hinterschinken (mit 10 % Flüssigwürzung) 12 % (Schweinefleisch 85 %, Wasser 10 %, jodiertes Speisesalz, Dextrose, Saccharose, Geliermittel: E407 Carrageen; Stabilisator: E450 Diphosphate; Antioxidationsmittel: E301 Natriumascorbat, Würze, Konservierungsstoff: E250 Natriumnitrit), Salami 12 % (Schweinefleisch, Speck, Putenfleisch, Speisesalz, Gewürze, Dextrose, Glukosesirup, Antioxidationsmittel: E300 Ascorbinsäure, E301 Natriumascorbat; Farbstoff: E120 Echtes Karmin; Gewürzextrakte, Konservierungsstoffe: E250 Natriumnitrit, E202 Kaliumsorbat; Rauch), Gouda (48 % Fett i. Tr.) 12 % (Farbstoff: E160a Carotine; Konservierungsmittel: E251 Natriumnitrat), Margarine (Pflanzliches Öl, Wasser, Pflanzliche Fette, Emulgatoren: E322 Lecithine, E471 Mono- und Diglyceride von Speisefettsäuren; Salz, Aroma, Säuerungsmittel: E330 Zitronensäure; Farbstoff: E160a Carotine.

Auch ich esse unterwegs gerne Brote mit Wurst und Käse. Aber ich bereite mir meinen Snack zu Hause selbst vor. Dann esse ich im Prinzip dasselbe Produkt. Jedoch verzehre ich lediglich folgende Zutaten: Roggen, Wasser, Salz, Butter, Käse, Schweinefleisch, Paprika, Oregano, Knoblauch und Buchenholzrauch. Das macht mich satt und hält mich schlank und gesund. Mehr Geheimnis gibt es nicht. Nimm deine eigenen Stullen mit auf Reisen.

Die Mutter aller Probleme – der Brühwürfel

Die Erfindung des Brühwürfels hat das Geschmacksempfinden der Deutschen für immer zum Negativen verändert. Sogar in ultra-hippen Streetfood-Ständen kippen die Köche gerne Brühwürfel in ihr Essen. Doch das Wesen des Brühwürfels ist, dass er Geschmacksverstärker enthält. Es folgt die Zutatenliste eines ganz normalen Brühwürfels aus einem ganz normalen Supermarkt.

Zutaten: Jodsalz, Maltodextrin, Geschmacksverstärker (Mononatriumglutamat, Dinatriumionisat, Dinatriumguanylat), Palmfett, Rindfleischextrakt, Hefeextrakt, Zucker, 0,7 % Zwiebeln, Karamellzuckersirup, 0,5 % Karotten, Gewürze, Sellerieblätter, natürliches Aroma

Jodsalz hat den größten Gewichtsanteil im Brühwürfel. Menschen mit Schilddrüsen-Problemen kriegen also Ärger. Maltodextrin ist ein billiges Kohlenhydrat. Im Brühwürfel dient Maltodextrin als Füllstoff, Verdickungsmittel und Aromaträger. Dann kommen gleich drei Geschmacksverstärker, tatsächlich werden sie auch als solche benannt. Palmfett ist ein sehr billiges Fett, zur Gewinnung wird gerne mal der Regenwald abgeholzt. Palmfett steht im Verdacht, Krebs auszulösen. Rindfleischextrakt ist eine tiefbraune zähe Paste, die aus Rindfleisch gewonnen wird. Hefeextrakt ist der vierte Geschmacksverstärker im Brühwürfel. Zucker und Karamellzuckersirup knallen den Blutzucker in höchste Höhen. Zwiebeln, Karotten und Sellerieblätter haben in diesem Brühwürfel rein optische Funktionen, die Mengen sind verschwindend gering. Gewürze sind drin, werden aber vom »natürlichen Aroma« überdeckt. Dieses »natürliche Aroma« stammt aus dem Labor. Irgendwelche gentechnisch veränderten Bakterien oder Schimmelpilze stellen das Aroma her.

Auch Brühwürfel ohne Geschmacksverstärker sind ungesund. Und Vorsicht: Ein zugegebenes Aroma darf zu 30 Prozent aus Geschmacksverstärkern bestehen, ohne dass die Hersteller das irgendwie vermerken müssen. Koche deine Brühe besser selbst, das ist gesund. Brühwürfel und jegliche Instant-Brühe sind immer hochverarbeitet und damit ungesund. Eine mögliche Alternative wäre der Kauf von fertig gekochter Brühe im Bioladen. Diese Brühen sind tatsächlich so gekocht, wie du das auch zu Hause tun würdest. Allerdings sind diese Produkte unverschämt teuer.

Mein eindringlicher Appell lautet also: Verbanne jegliche Art von Brühwürfeln aus deiner Küche. Willst du trotzdem einen würzigen Geschmack haben, dann greife stattdessen zum asiatischen Original, der Miso-Paste. Miso kannst du wie Brühwürfel einsetzen. Miso hat allerdings einen echten Nachteil. Miso verflüssigt sich nicht von allein. Du musst Miso mechanisch mit einem Sud verrühren.

Eiweiß

Wenn die Menschen heutzutage an eine Diät denken, die ihr Schwabbelfett schwinden lässt, dann denken sie vor allen Dingen an Salat, Rohkost und gedünstetes Gemüse. Das ist Quatsch. Salat, Rohkost und gedünstetes Gemüse allein machen keinen Spaß. Der Jo-Jo-Effekt wartet schon. Eiweiß ist eine extrem wichtige Komponente einer nachhaltigen Ernährungsumstellung. Eiweiß versorgt dich mit lebensnotwendigen Körperbausteinen. Ein eiweißfreies Leben würde dich töten. Iss also gerne reichlich Eiweiß. Eiweiß lässt dein Insulin-Blutzucker-System komplett in Ruhe. Eiweiß holt dich aus der Blutzuckerachterbahn raus. Mit genug Eiweiß erlebst du keine Heißhungerattacken mehr. Tierisches und pflanzliches Eiweiß sind aber unterschiedlich.

Eiweiß besteht aus Aminosäuren. Einige dieser Aminosäuren kann dein Körper selbst herstellen. Sie sind somit nicht-essenziell und du musst sie nicht über deine Nahrung aufnehmen. Beispiele wären Arginin, Cystein oder Tyrosin. Daneben gibt es Aminosäuren, die unser Stoffwechsel zwingend zum Überleben braucht, die er aber nicht selbst herstellen kann. Diese Aminosäuren müssen dann logischerweise von außen mit der Nahrung zugeführt werden. Sie nennen sich essenzielle Aminosäuren. Beispiele wären Lysin, Tryptophan oder Valin. Essenzielle Aminosäuren finden sich gerne in tierischen Produkten. An erster Stelle muss ich hier das Hühnerei nennen. Eine strikt vegetarische Ernährung ist durchaus möglich, aber sie fordert einen unfassbar klugen Ernährungsplan, an den du dich sklavisch halten musst. Wenn du einfach nur in den Supermarkt gehst und vegetarische Salami sowie vegetarischen Kuchen kaufst, dann wählst du eine Ernährung, die dich in 15 Jahren ins Krankenhaus bringen kann. Eine strikt vegane Ernährung ohne Medikamente ist geradezu Selbstmord.

Eiweiße haben also die wunderschöne Eigenschaft, dich relativ lange satt zu machen. Sie werden in dieser Hinsicht nur noch von den Fetten übertroffen. Deswegen sollte deine Ernährung dich bei jeder Mahlzeit ausreichend mit Eiweißen und Fetten versorgen. Das ist zwar vollkommen oldschool, aber warum musst du etwas neu erfinden, wenn die Menschheit es bereits 2.000 Jahre für dich ausgetestet hat. Und wenn dich eine Mahlzeit wirklich lange satt macht, kommst du mit drei Mahlzeiten am Tag locker aus. Auch drei Mahlzeiten am Tag sind natürlich total oldschool. Aber dein Körper (vor allem dein Insulin-Blutzucker-System) braucht Pausen zwischen den Mahlzeiten. Wenn du den ganzen Tag irgendwelche Snacks oder Smoothies in dich hineinstopfst, gönnst du deiner Bauchspeicheldrüse überhaupt keine Ruhe. Am Ende können schlimme Zivilisationskrankheiten die Folge sein. An erster Stelle muss ich Diabetes nennen. Es hat einfach seinen Grund, dass die Menschheit die Einteilung in Frühstück, Mittagessen und Abendessen kennt. Du isst dich also dreimal am Tag mit gesunden Lebensmitteln pappsatt. Dazwischen snackst du gar nichts. Ständig snacken müssen nur Bodybuilder, die extrem Masse aufbauen wollen. Denn ständiges Snacken führt zu einem ständig hohen Blutspiegel des anabolen Hormons Insulin.

In letzter Zeit ist das Intervallfasten der heiße Scheiß geworden. Intervallfasten macht eigentlich nichts anderes, als die althergebrachte Einteilung in drei Mahlzeiten pro Tag ein bisschen auszuweiten. Der Effekt, dass deine Bauchspeicheldrüse mal ein bisschen in Ruhe gelassen wird, weitet sich auf 12 oder 16 Stunden aus. Deswegen funktioniert Intervallfasten relativ gut, wenn du schnell abnehmen willst. Allerdings ist eine Grundvoraussetzung, dass du den Rest des Tages gesunde Lebensmittel isst. Du kannst einfach nicht Intervallfasten, wenn du von schlechten industriellen Lebensmitteln abhängig bist. Dann *musst* du alle drei Stunden was essen oder trinken. Genau dafür ist industrielle Nahrung konstruiert. Du sollst alle drei Stunden Hunger bekommen. Dafür sorgen Zucker und Chemie.

Schlaue Kohlenhydrate

Kohlenhydrate sind nicht schwarz. Sie haben überhaupt nichts mit Kohle zu tun. In Kohlenhydraten stecken immer irgendwelche Zucker. Am Ende heben Kohlenhydrate deinen Blutzucker. Es spricht überhaupt nichts dagegen, dass du Kohlenhydrate isst. Allerdings muss der Effekt der Kohlenhydrate auf deinen Blutzucker in geordneten Bahnen verlaufen. Und genau da steckt das große Problem unserer Zeit. Die Menschen verzehren heutzutage Unmengen an schlechten Kohlenhydraten und ballern sich damit ihren Blutzucker in höchste Höhen. Der Nahrungsmittelindustrie ist das natürlich recht, denn das rasante Ansteigen des Blutzuckerspiegels hat auf viele Individuen einen suchterregenden Effekt. Es macht einfach Spaß, aus einem Tal der Tränen (nämlich einer latenten Unterzuckerung) plötzlich in höchste Blutzucker-Höhen aufzusteigen. Dummerweise ist mit dem Anstieg des Blutzuckerspiegels immer auch ein rasanter Blutzucker-Abfall verbunden. Dieser tritt nach 30 Minuten ein und liegt am körpereigenen Insulin. Dann betrittst du erneut das Tal der Tränen, das du nur verlassen kannst, wenn du wieder eine neue Portion schlechter Kohlenhydrate aufnimmst. Dieser Effekt nennt sich Blutzucker-Achterbahn und ist heutzutage einer der schlimmsten Gründe für das massive Übergewicht in westlichen Gesellschaften. Doch Stopp. Ich muss das anders ausdrücken. Denn mittlerweile explodieren auch im fernen Osten die Diabetes-Zahlen. Eigentlich ist die Unterteilung in westliche und östliche Lebensweise vollkommen überholt. Stattdessen gilt: Wer modern lebt, wird dick, und wer altbacken lebt, bleibt dünn. Und die

Zahlen sind alarmierend. Für 2030 rechnen neueste Studien weltweit mit einer Milliarde Menschen mit krankhaftem (also richtig massivem) Übergewicht. In Deutschland sind 50 Prozent der Einwohner moppelig und 20 Prozent krankhaft dick.

2015 habe ich die Steinzeit-Ernährung (Paleo) für drei Monate ausprobiert. Paleo verzichtet komplett auf die klassischen Sättigungsbeilagen, also Kohlenhydrate. Paleo erlaubt nur die Kohlenhydrate, die in Gemüse stecken, und das sind wirklich wenige Kohlenhydrate. Paleo funktioniert ganz wunderbar, um dein Gewicht zu reduzieren. Doch Paleo macht irgendwie nicht so satt wie Kohlenhydrate. Denn wenn du Kohlenhydrate isst, reagiert dein Körper mit dem Hormon Insulin. Eine gewisse Insulinausschüttung führt einfach zu einem schönen Sättigungsgefühl. Ich kenne keinen Mensch, der länger als sechs Monate ohne Kohlenhydrate ausgehalten hat. Deswegen halte ich ein kohlenhydratfreies Leben für eine Illusion, es sei denn, man ist ein Inuit, und gezwungen, so zu leben. Iss einfach schlaue Kohlenhydrate. Die machen satt und halten dich schlank.

Nehmen wir mal die Kartoffel. Die Kartoffel steckt voller Kohlenhydrate, sie ist Deutschlands Kohlenhydrat-Lieferant schlechthin. Doch Kartoffel ist nicht gleich Kartoffel. Wenn du Kartoffeln brätst, verändern sich die Kohlenhydrate in der Kartoffel. Sie heben dann deinen Blutzucker stärker. Deswegen sind Salz- oder Pellkartoffeln gesünder als Bratkartoffeln. Salz- und Pellkartoffeln tragen eine Art Vollkorn-Effekt in sich. Du kannst aber auch der Bratkartoffel einen Vollkorn-Effekt anzaubern. Du gibst ordentlich Fett zu den Kartoffeln. Im Zusammenspiel mit Fett braucht dein Magen viel länger, um die Kohlenhydrate der Kartoffel zu verstoffwechseln. Insgesamt ist die Kartoffel aber nur zweite Wahl, wenn du wirklich abnehmen willst. Reis ist viel besser. Aber Reis schmeckt vielen Deutschen nicht. Mir ging es früher zumindest so. Ich habe lange experimentiert, bis ich Reis lieben gelernt habe. Auch Reis braucht seine Portion Fett, um gut zu schmecken. Im Kapitel »Bekömmlichkeit« (S. 102) sage ich noch ein bisschen mehr zu Reis.

Gluten

Es ist heutzutage schick, kein Gluten zu verzehren (Gluten wird übrigens *Glu-Tehn* ausgesprochen, mit einer Betonung wie bei »*Du zehn*«). Noch vor 20 Jahren kannte die Medizin nur eine Krankheit, die mit einer Unverträglichkeit auf Gluten einherging, das war Zöliakie. Zöliakie ist eine extrem belastende Krankheit. Es geht einem so dreckig, nicht mal meinem schlimmsten Feind würde ich Zöliakie an den Hals wünschen. Doch echte Zöliakie ist eine extrem seltene Krankheit. Es kann einfach nicht sein, dass heutzutage alle Menschen, die glutenfreies Brot essen, an Zöliakie leiden. Aber mittlerweile ist auch die reaktionäre Schulmedizin einen Schritt weiter. Sie erkennt die Gluten-Sensitivität an. Auch meine Lebenserfahrung zeigt, dass es dir besser gehen wird, wenn du auf den schlimmsten Boten von Gluten verzichtest – ich rede von Weizen. Moderner Weizen hat nichts mit dem althergebrachten Weizen zu tun. Moderner Weizen enthält ein anderes Gluten als alter Weizen. Denn die Bäcker von heute sind vor allem an einem bestimmten Gluten-Baustein interessiert, das ist das Glutenin. Der andere Gluten-Baustein nennt sich Gliadin und findet sich in modernem Weizen nur noch wenig. Viel Glutenin macht den Teig extrem elastisch. Am Ende sparen die Bäckereien mit der Verwendung des modernen Turbo-Weizens also Zeit und Geld.

Wenn Menschen auf ihr Weizenbrötchen verzichten, geht es ihnen besser. Das steht für mich völlig außer Frage. Aber es könnte sein, dass dies neben dem Verzicht auf Weizen noch eine ganz andere Ursache hat. Denn heutzutage wird Brot-Teig nicht mehr lange geknetet und die darin enthaltene Hefe bekommt keine Zeit mehr zum Aufgehen. Heutzutage schmeißen Groß-Bäckereien Enzyme, Ascorbinsäure und Emulgatoren in die Teige, was das Zeug hält. Aber niemand hat genau getestet, ob irgendetwas in diesem chemischen Gesamtpaket die Gesundheit der Verbraucher gefährdet.

An sich ist der Mensch überhaupt nicht dafür gebaut, Getreide zu essen. Das ist eine Kuh übrigens auch nicht, obwohl sie sich ihr Leben lang natürlicherweise von Gras (also ursprünglichem Getreide) ernährt. Aber eine Kuh hat einen zusätzlichen Magen, den Pansen. In diesem Pansen hausen Bakterien, die den Getreidebrei für die Kuh vorverdauen. Ohne Pansen würde eine Kuh jämmerlich zugrunde gehen, obwohl sie auf einer saftigen Weide steht.

Gräser (und damit auch Weizen) wollen eigentlich nicht gefressen werden. Gräser wollen wachsen, sie wollen ihre Samen verteilen und sie wollen dadurch weiter wachsen. Deswegen stecken in Gräsern und jeglichem Getreide gewisse Stoffe, die als Fraßschutz dienen. Ein wesentlicher Fraßschutz sind Amylase-Trypsin-Inhibitoren. Diese können im menschlichen Darm entzündliche Prozesse auslösen. Und wenn du eine schwelende Entzündung in deinem Darm hast, dann belastet das immer deinen gesamten Organismus. Die gesamte Oberfläche deines Darmes kommt, wie gesagt, auf eine Fläche von 300 Quadratmetern. Wenn in dir 300 Quadratmeter entzündete Schleimhaut stecken, dann bist du nicht mehr gesund.

Außerdem stecken im Getreide die sogenannten FODMAPS. Das sind spezielle Zucker, also Kohlenhydrate. Wenn die FODMAPS in den Dickdarm gelangen, kann es zu extremer Gasbildung und Durchfall kommen. Am Ende ist die Sache mit den Getreiden ganz einfach. Weizen lässt du einfach weg. Stattdessen isst du nur noch Vollkorn-Roggenbrot auf Natursauerteig-Basis. Hafer, Dinkel, Emmer und Reis sind ebenso völlig okay. Und gerne dürfen die Exoten wie Amaranth, Quinoa und Hirse auf deinen Tisch. Einige dieser Lebensmittel klassifizieren sich offiziell als Pseudo-Getreide. Aber das sind akademische Haarspaltereien, die im Alltag nicht interessieren.

Haushaltszucker

Noch in meiner Kindheit war die Sache einfach. Bei uns hieß es: »Zucker ist eine natürliche Energiequelle, Zucker ist gesund« – kann aber zumindest Karies auslösen. Es gab keinen gottverdammten Grund, die Kinder nicht mit Unmengen an Zucker zu überfüttern. Zumindest war das in meiner Familie so und bei meinen Nachbarkumpels sah die Welt auch nicht sehr viel anders aus. Heute ist die Wissenschaft einen Schritt weiter. Es ist zweifelsfrei erwiesen, dass

Zucker süchtig und krank macht. Der Verzehr von Zucker weckt in den Menschen das Verlangen nach noch mehr Zucker. Dies ist die klassische Definition einer Sucht. Den Grund dafür haben die Wissenschaftler glasklar ermittelt. Sie haben Zucker-Esser und Kokain-Schnupfer während des Konsumierens in eine CT-Röhre geschoben. Und im Computertomogramm ist ganz klar zu erkennen, dass Zucker exakt dieselben Hirnareale anregt wie Kokain es tut. Es kann mir kein Mensch erzählen, dass man das nicht auch manchmal im Alltag miterlebt. Manche Kinder drehen so unfassbar durch, wenn sie Süßigkeiten bekommen. Wie kann man da nur auf die Idee kommen, dass Zucker nicht süchtig machen sollte?

Kleine Kinder sind durchaus in der Lage, schlechte Ernährung abzufedern. Du musst dir keine allzu großen Sorgen machen, wenn dein Kind ab und an in die Gummibärchentüte greift. Für das Überleben des Menschen ist Zucker aber völlig überflüssig. Doch die erwachsenen Zucker-Dealer wollen in der Psyche des Kindes positiv besetzt sein. Mit anderen Worten: Man gibt dem Kind den Zucker für sich selbst. Das finde ich pervers.

Zucker schwächt dein Immunsystem und kann so jede erdenkliche Krankheit verstärken oder auslösen. Ja, bis hin zu Alzheimer und Krebs. Ich kenne unglaublich viele Krankengeschichten von Menschen mit chronischen Darm-Entzündungen oder chronisch entzündeten Nasennebenhöhlen, die eine jahrzehntelange Odyssee vom Hausarzt zum Spezialisten zurück zum Hausarzt und wieder zum Spezialisten hinter sich haben. Diese Patienten wurden oftmals operiert und haben Tonnen von Antibiotika geschluckt. Doch nichts hat geholfen. Wenn diese Menschen wirklich rigoros für sechs Wochen auf Haushaltszucker verzichten, bessert sich bei allen Patienten das Beschwerdebild. Die allermeisten erlangen sogar vollkommene Beschwerdefreiheit.

Das Deutsche Ärzteblatt vom 19. Mai 2023 berichtet über eine große Haushaltszucker-Studie. Die Ergebnisse sind alarmierend. Engagierte Zuckerkonsumenten erhöhen ihr Risiko für Krankheiten massiv. Ich zitiere: »Mit jedem zusätzlichen Süßgetränk pro Woche steigt das Risiko der Entwicklung von Gicht um 4 Prozent. Der BMI von Kindern nimmt mit jedem gesüßten Getränk pro Tag um 0,07 Einheiten zu. Mit jedem Süßgetränk pro Tag steigt das Risiko, an Diabetes mellitus Typ 2 zu erkranken, um 27 Prozent. Pro 250 ml von Süßgetränken pro Tag nimmt das Risiko einer koronaren Herzkrankheit um 17 Prozent zu. Für ein hepatozelluläres Karzinom verdoppelte sich die Wahrscheinlichkeit mit dem höchsten Konsum süßer Getränke gegenüber dem niedrigsten Konsum.«

Und so blöd das klingt, aber Zucker steht sogar noch relativ gesund da, wenn es um den Vergleich zu den Süßstoffen geht. Süßstoffe galten jahrelang als Problemlöser. Auf den ersten Blick erscheint das ja auch logisch. Süßstoffe enthalten keine Kalorien und Süßstoffe lassen den Blutzucker in Ruhe. Also dürfen Diabetiker Unmengen an Süßstoffen zu sich nehmen, oder? Doch auch bezüglich der Süßstoffe sind wir mittlerweile schlauer. Süßstoffe stören das Mikrobiom im Darm. Wenn du wirklich hohe Dosen an Süßstoffen schluckst, kann das Diabetes auslösen. Denn die Verdauungsbakterien im Darm drehen durch und schaufeln Unmengen an Kohlenhydraten zur Leber.

Einige klassische Süßstoffe (wie Aspartam) stehen immer noch unter Generalverdacht, dass sie Krebs auslösen können. Das ist mir, ehrlich gesagt, egal, denn das eigentliche Problem bei Süßstoffen ist ein ganz anderes. Du nimmst einfach nicht ab, wenn du mit Süßstoffen süßt. Ich selbst hatte in meiner Vergangenheit als übergewichtiger Mensch viele Phasen, in denen ich Süßstoffe benutzt habe. Niemals habe ich in diesen Phasen abgespeckt. Seit 2008 fahre ich möglichst viel Zug. Auf diesen unzähligen Zugfahrten habe ich jeden dicken Mensch im Waggon, der an seiner Light-Cola nuckelte, gefragt, ob er denn jetzt durch Light-Cola abgenommen hätte. Immer lautete die Antwort »Nein«. Damit bestätigt mein kleiner Feldversuch eine Studie aus dem Jahr 1986. Schon damals zeigten die Daten von über 86 000 Frauen, dass sie dick bleiben, wenn sie Süßstoffe benutzen.

Ich backe mittlerweile meine Kuchen, indem ich frische Bananen als Süße benutze. Zum Naschen reichen mir eine Apfelsine oder ein Pfirsich vollkommen aus. Das sind Süßigkeiten, die uns die Natur schenkt.

Diese sind okay. Doch einem verzuckerten Mensch werden diese Lebensmittel nicht schmecken. Wir Menschen haben kein Organ zur Abschätzung des absoluten Zuckergehalts einer Speise. Wir können nur einordnen, wie süß ein Lebensmittel im Vergleich zu den Lebensmitteln, die wir sonst so essen, ist. Es ist ein bisschen wie mit dem Empfinden von Geschwindigkeit. Wir haben kein Organ für Geschwindigkeit, sondern nur für Beschleunigung (das Gleichgewichtsorgan). Einmal den Schritt weg vom Haushaltszucker zu wagen, ist eine der größten Erfahrungen im Leben des modernen Menschen. Ich will nicht beschönigen, dass die ersten vier Tage deiner Zuckerabstinenz wirklich hart sind. Zucker macht süchtig, und zwar mindestens so schlimm wie Nikotin. Du wirst immer scheitern, wenn du dir jeden Tag ein winziges Stückchen Schokolade erlaubst. Denn dann kann dein Körper (und vor allen Dingen dein Gehirn) niemals seine Zuckersucht überwinden. Spätestens nach sechs Wochen kommt dann ein Zucker-Jo-Jo-Effekt wie ein Tsunami über dich hereingebrochen. Nur Menschen, die den Zucker komplett aus ihrem Leben streichen, kommen auch von ihm los.

Inuit leben seit Jahrtausenden von Eiweiß, Fett und Wasser. Sie essen größtenteils Fisch, der enthält Nullkommanull Kohlenhydrate und erst recht keinen Zucker. Trotzdem stellt der Stoffwechsel des Inuit den für das Überleben des Menschen notwendigen Blutzucker her. Ein Mensch braucht einen gewissen Blutzuckerspiegel von etwa 60 mg/dl. Sonst leiden unsere roten Blutkörperchen. Sie brauchen zwingend Blutzucker im Blut. Alle anderen Körperzellen können auch von anderen Energiequellen gespeist werden. Die roten Blutkörperchen haben aber, wie bereits erwähnt, ganz wichtige Zellorganellen (nämlich die Mitochondrien) verloren. Wegen dieser Tatsachen kann der Mensch aus dem Nichts Blutzucker herstellen. Das Verspeisen von Haushaltszucker hingegen ist für das Überleben des Menschen vollkommen überflüssig und fördert Krankheiten.

Der Blutzucker eines gesunden Menschen liegt normal bei 100 mg/dl. Hat man Diabetes, kann er bis in höchste Höhen steigen. Ab einem Wert von ca. 1 000 mg/dl treten Bewusstseinsstörungen ein. Viel schlimmer sind aber die Langzeitwirkungen von zu hohem Blutzucker. Du erblindest, du musst an die Dialyse oder dir faulen die Beine ab, wenn du nicht vorher schon an einem Herzinfarkt oder Schlaganfall verstorben bist. Übergewicht ist der häufigste Auslöser von Diabetes. Das hat zwei einfache Gründe: Zum einen gibt es beim Dicken viel zu viel Körpermasse für die Menge Insulin, die der Körper herstellen kann. Zum anderen sammelt der Dicke auch tief in seinem Inneren Fett an (direkt am Darm). Dieses viszerale Fett sendet Hormone aus. Diese Hormone lösen die Insulinresistenz (S. 24) aus. Eine Insulinresistenz ist die wichtigste Ursache für Diabetes. Doch die Insulinresistenz kann verschwinden. Deswegen ist es durchaus möglich, von Diabetes runterzukommen. Ich habe es geschafft. Die Umstellung meiner Ernährung war der Schlüssel zum Erfolg.

Fruktose

Mein Nachbar ist ein sehr vorsichtiger Mensch. Er hat in allen Räumen Rauchmelder installiert, sogar in der Küche. Seine Rauchmelder sind hyperteure Technikwunder aus Japan, die per Audionachricht die Feuerwehr informieren können, falls es qualmt. Eines schönen Abends schob er eine Pizza in den Ofen und ging mal eben ins Wohnzimmer. Er wollte nur ganz kurz in den neuesten Musik-Stream seiner Lieblings-Kapelle reinhören. Natürlich mit 3D-Audio und sündhaft teuren Kopfhörern. Dummerweise vergaß er über sein audiophiles Verhalten die Pizza im Ofen. Der Rauchmelder in der Küche piepste, doch mein Nachbar bekam es nicht mit. Nach 30 Sekunden schickte der Rauchmelder eine SMS an die Feuerwehr. Die Feuerwehr kam, doch niemand öffnete die Tür. Die Feuerwehrleute waren allesamt unerfahrene Jungspunde, der Wachleiter hatte Magen-Darm und saß in der Wache auf dem Töpfchen. Die Helfer in Rot verfielen in Aktionismus, traten die Tür ein und setzten die komplette Küche unter Wasser. Jetzt hat mein Nachbar einen Vandalismus- und Wasserschaden in Höhe von 60 000 Euro.

Nein, diese Geschichte mit dem Rauchmelder und der Feuerwehr ist so niemals passiert. Sie sollte dir nur zeigen, dass Übervorsichtigkeit ins Gegenteil umschlagen kann. Genau das passiert heutzutage beim

Thema Obst. Obst gilt als gesund, doch das stimmt leider nicht immer. In Obst steckt Fruktose, das ist Fruchtzucker. Doch Fruktose ist ein falscher Freund. Es spricht absolut nichts dagegen, echtes Obst in kleineren Mengen zu verzehren. Das gilt sogar für Menschen, die zuckerkrank sind und eigentlich keinen Zucker mehr gebrauchen können. In echtem Obst stecken Fasern und Ballaststoffe. Diese Stoffe sind sehr wichtig für deine Gesundheit. Denn Fasern und Ballaststoffe sorgen dafür, dass der Fruchtzucker aus dem Obst langsamer von deinem Verdauungssystem aufgenommen wird.

Doch in Fruchtsaft fehlen diese Blutzucker-Bremsen. Fruchtsaft ist konzentrierter Fruchtzucker. Dazu kommt ein reines Mengen-Problem. Wenn du eine Flasche Orangensaft trinkst, nimmst du den Fruchtzucker von so vielen Orangen auf, wie du sie im Normalfall niemals essen würdest. Natürlich stecken im Fruchtsaft ein paar Vitamine, die sind gesund (künstliche Vitamine hingegen sind ungesund). Aber unterm Strich belastet die Unmenge an Zucker deinen Körper. Fruktose macht dick und löst Diabetes aus. Fruktose schädigt deine Leber und dein Gehirn. Fruktose kann Gicht auslösen. Außerdem hebt Fruktose immer deinen Blutzucker. Das alles ist ungesund. Übrigens können 30 Prozent der Deutschen Fruktose gar nicht gut verdauen und haben eine Fruktose-Malabsorption.

Normalerweise werden wir nach dem Verzehr von Nahrung irgendwann satt. Dieses Sättigungsgefühl entsteht durch das komplizierte Zusammenspiel der Hormone Insulin, Leptin und Ghrelin. Beim Schlemmen von Fruktose hingegen reagieren die Hormone nicht. Du bleibst hungrig. Wenn du einen Sucht-Charakter hast, kann Fruktose echte Fress-Attacken auslösen. Fruktose kann – ähnlich wie Alkohol – unkontrolliert in deine Leberzellen eindringen. Dazu braucht es kein Insulin. Und deswegen kippte die Industrie früher viel Fruktose in spezielle Diabetiker-Lebensmittel – bis diese Lebensmittel vom Gesetzgeber verboten wurden, weil sie nur Umsatz generierten, ansonsten aber eine Mogelpackung waren.

In der guten alten Steinzeit gab es natürlich auch schon Fruktose. Nämlich im Herbst, und dann sogar in rauen Mengen. Die Urmenschen werden damals zugeschlagen haben wie es heute nur noch Grizzlybären tun. Ein Grizzlybär kann nämlich bis zu 200 000 Beeren pro Tag schlemmen. Interessanterweise werden davon auch die Grizzlybären dick und bekommen schlechte Blutfette sowie eine Insulinresistenz (also de facto Diabetes). Doch der Grizzlybär hält dann Winterschlaf, lebt von seinen Reserven und wacht im Frühjahr als kerngesunder, schlanker Grizzlybär wieder auf. Steinzeitmenschen brauchten zwar keinen Winterschlaf, mussten aber durch den entsagungsreichen Winter kommen. Langer Rede kurzer Sinn: Fruktose gab es früher nur phasenweise.

Fun Fact

Noch im Jahr 1750 verzehrten die Menschen im Jahr 1 Kilogramm Fruktose pro Kopf. Heute sind es jährlich 35 Kilogramm pro Kopf.

In den USA ist Fruktose ein Süßungsmittel, das in so gut wie jedem Lebensmittel aus dem Supermarkt steckt. Amerikanische Ärzte wissen schon lange, dass der übermäßige Konsum von Fruktose zu einer nichtalkoholischen Fettlebererkrankung (NAFDL) führen kann. Denn mittlerweile läuft in den USA jeder dritte Mensch mit einer NAFDL herum. So eine NAFDL sollten die Betroffenen keinesfalls auf die leichte Schulter nehmen, denn die NAFDL führt nicht selten zu ernsten Problemen wie Leberzirrhose, Leberkrebs, generellem Leberversagen und somit zum Tod. Neueste Studien aus den USA postulieren, dass Fruktose einen Überlebenskampf-Modus der Leber in uns einschaltet. »Gibt es Fruktose, dann kommt demnächst der Winter«. Also kriegen wir Hungerattacken, werden dick, sammeln schlechte Blutfette, Diabetes, Bluthochdruck und eine schwelende Entzündungsreaktion im Körper, weil und wenn wir richtig viel Fruktose schlemmen.

Der übermäßige Verzehr von Fruktose macht uns also dick und krank. Er ist höchstwahrscheinlich auch der Auslöser für viele Fälle von Krebs und Alzheimer. Lass also die Finger von Fruchtsaft (Smoothies,

Quetschies), wenn du überleben willst. Eine Handvoll Obst pro Tag ist völlig ok.

Noch viel schlimmer ist industrielle Fruktose. Die Nahrungsmittelindustrie liebt Fruktose, denn dieser Zucker ist im Gedächtnis der Verbraucher noch als gesund abgespeichert und Fruktose ist eine unfassbar billig zu produzierende Substanz. Die Amerikaner sind uns 20 Jahre in der Entwicklung voraus. Amerika süßt gerne mit industrieller Fruktose, der Verbrauch ist hier um das 120-Fache gestiegen. Industrielle Fruktose wird oft aus genmanipuliertem Mais gewonnen und steckt heutzutage in sehr vielen industriellen Lebensmitteln (Joghurt, Milchreis, Pudding, Eiscreme, Kuchen, Keksen, Säften, Fitnessgetränken, Fertigsaucen, Fertigsalaten, Brötchen, Brot, Ketchup, Rotkohlkonserven, Obstkonserven und fast allen Kinderprodukten). Industrielle Fruktose versteckt sich hinter so harmlos klingenden Namen wie Isoglucose, Glukose-Fruktose-Sirup, Fruktose-Glukose-Sirup oder Maissirup.

Der neueste Trend?

Bald könnte der nächste Mega-Hype der Nahrungsmittelindustrie über uns hereinbrechen: Allulose. Das ist ein extrem seltener Zucker, der weltweit in einer einzigen Pflanze steckt, der amerikanischen Rosmarinweide. Allulose schmeckt wie Haushaltszucker, hat aber nur ein Zwanzigstel seiner Kalorien. Die Labore können Allulose schon aus Zuckerrüben herstellen. Dazu spalten die Chemiker zuerst den Rübenzucker (Saccharose) in die Unter-Zucker Glukose und Fruktose auf. Aus der Fruktose enzymatisieren sie dann die Allulose. Allulose ist biochemisch sozusagen spiegelverkehrte Fruktose.

Im Moment steht aber das Bundesinstitut für Risikobewertung noch auf der Bremse. Die für 2022 geplante Markteinführung von Allulose ist gescheitert.

Es ist immer dasselbe Prinzip: Ein neue Süßung wird durchs Dorf getrieben, offiziell gesund oder kalorienarm, am besten beides.

Doch zwanzig Jahre später wissen wir, dass die Süßungs-Junkies dick und krank werden bzw. bleiben. So geschehen bei Zucker, Süßstoffen, Xylit, Stevia, Fruktose und Isoglukose. Der Mensch ist nicht für künstliche Süßung entworfen und basta. Aber künstliche Süßung macht Spaß und süchtig. Deswegen wird die Industrie immer alles daransetzen, dass du mit Süßung zugeballert wirst. Du musst selbst wegwollen von künstlicher Süße. Wenn du diesen Weg wählst, wirst du nach sechs Wochen ein Erweckungserlebnis haben und deinen Schritt niemals bereuen.

Fettes Essen

Sehr viele Menschen glauben heutzutage daran, dass fettes Essen dick und krank macht. Der Bösewicht ist meist das Cholesterin, ein Herzinfarkt droht. Doch das ist falsch. Ich hatte bezüglich dieses Themas ein echtes Erweckungserlebnis. Im Frühjahr 2015 habe ich drei Monate lang nach den Regeln der Steinzeit-Ernährung gelebt. Neudeutsch sagt man Paleo dazu. Ich habe mich zwölf Wochen lang ausschließlich von Wasser, Wodka, Pilzen, Samen, Gemüse, Eiern, Fett, Fisch, Meeresfrüchten, Fleisch, Gewürzen, Obst und Nüssen ernährt. Ich habe in diesen drei Monaten keine Diät gelebt. Ich habe zum Frühstück, Mittag- und Abendessen so viel in mich hineingestopft, wie es nur ging. Mitten in dieser Zeit war ich 14 Tage mit meinen Kumpels zum Mountainbiken auf Gran Canaria. Jeden Tag sechs bis acht Stunden radeln im Gebirge. Auch während dieser sportlichen Betätigung habe ich die Paleo-Ernährung durchgehalten. Ich habe am Tag mindestens sechs (und manchmal zwölf) Eier gegessen. Alle meine Speisen habe ich in Butter, Kokosfett oder Olivenöl ertränkt. Ich meine an dieser Stelle wirklich wortwörtlich, dass ich meine Speisen *ertränkt* habe. Wenn ich mein Mahl aufgegessen hatte, konnte ich noch ein paar Löffel reines Fett aus den Tellern löffeln. Und das habe ich mit Wonne getan. Nach schulmedizinisch-reaktionärer Lehrmeinung hätte ich durch diese Ernährungsweise meine Cholesterinwerte ruinieren müssen. Doch genau das Gegenteil ist eingetreten. Alle meine Blutfettwerte –

überhaupt alle meine Blutwerte – haben sich verbessert. Zusätzlich habe ich vier Kilogramm Gewicht verloren.

Für einen wirklichen Steinzeitmenschen hätte meine dreimonatige Paleo-Phase ein wahres Schlaraffenland dargestellt. Denn in der »echten« Steinzeit gab es überhaupt nicht so viel zu essen. Das Hauptproblem der heutigen Zeit besteht darin, dass wir Menschen von unserer genetischen Ausstattung nicht dafür gemacht sind, moderne Kalorien- und Kohlenhydratmengen gesund und lange zu überleben. Was es in der Steinzeit schon mal überhaupt nicht gab, waren Kohlenhydrate. Wobei Stopp, das stimmt jetzt auch nicht ganz: Es gab damals vereinzelt Volksstämme, die viele Kohlenhydrate zur Verfügung hatten – nämlich Datteln, Eicheln oder Honig. Die Menschen haben dadurch ihre Zahngesundheit schon in der Steinzeit ruiniert. 95 Prozent der ausgegrabenen Skelette solcher Kohorten haben total verfaulte Zähne.

Die Natufier gelten als die Erfinder der Landwirtschaft

Archäologen konnten im Selbstversuch nachweisen, dass eine Person drei Wochen hart arbeiten und Gräser sammeln musste, damit vier Personen ein Jahr lang Nahrung zur Verfügung hatten. Mit der Nutzung von Gräsern gab es eine fundamentale Neuerung in der Menschheitsgeschichte, denn getrocknetes Getreide verdirbt nicht. Es konnte sehr lange gelagert werden und deswegen waren die Natufier die ersten Menschen, die längere Zeit an einem Ort blieben. Wirklich sesshaft waren sie aber noch nicht. Doch sie waren die ersten Menschen, die für ihre Häuser Steinmauern bauten. Sie lebten in Sippen von 25 bis 50 Menschen zusammen. Die Natufier saßen beim Essen am Lagerfeuer zusammen und warfen ihre Essensreste einfach neben das Lagerfeuer auf einen Haufen. Dieses damalige Vorgehen ist für die Archäologen von heute natürlich Gold wert, denn so können sie rekonstruieren, was die Natufier alles gegessen haben. Die Natufier waren Allesesser: Auf ihren Abfallhaufen finden sich Reste von Gazellen, Auerochsen, Wölfen, Hasen, Katzen, Schildkröten und Getreide. Obst und Gemüse werden sie auch gegessen haben, doch leider haben die Reste dieser Nahrung die Jahrtausende nicht überlebt. Sämtliche Skelette aller ausgegrabener Natufier zeigen gute Zähne. Die Natufier haben ihr Getreide in wunderschön angefertigten Mörserschalen zerrieben. Sie sind nur zwei- bis dreimal im Jahr von einem Ort zu einem anderen gezogen, um den Tieren und den Gräsern zu folgen. An ihren jeweiligen Standorten wurden die großen und schweren Mörserschalen deponiert. Der Feuerstein war das A und O im Haushalt der Natufier. Aus ihm konnten sie Speere, Klingen, Kunst und Dekorationen herstellen. Sie waren in der Lage, mit runden Flusskieselsteinen und einer Schleuder Tiere auf weite Distanz zu erlegen. Sie verfügten über die Fähigkeit, Leder zu gerben (wahrscheinlich haben sie einfach auf dem Leder gekaut, Spucke enthält Gerbsäure), und sie hatten schöne Schalen aus Kürbissen. Gräser wurden in Mörsern gemahlen und daraus wurden grobkörnige Kekse und Pfannkuchen auf einem heißen Stein gebacken. Dazu gab es im Speiseplan saisonale Früchte und Gemüse sowie Fleisch. Da die Natufier die dicksten Früchte sammelten und die Kerne auf ihrem Abfallhaufen neben dem Feuer entsorgten, vollzogen sie ungewollt die erste Anzucht der Geschichte. Später wuchsen aus den Abfallhaufen Bäume mit größeren Früchten. Und die Natufier hatten definitiv viel Freizeit. Sie verwendeten viele Stunden darauf, schöne Dinge zu schnitzen und Kunstgegenstände herzustellen. Mit Sicherheit hatten sie aber keinerlei Privatsphäre. Dieses Detail finden wir heute noch bei Ur-Völkern im Dschungel (etwa 1 Million Menschen leben heute noch wie in der Steinzeit, ohne jeglichen Einfluss moderner Errungenschaften). Der ganze Stamm war immer dabei, wenn irgendetwas geschah. Die 1000 Familien im heutigen Israel waren alle irgendwie vernetzt, eigentlich kann man von einer ganz frühen Art der Globalisierung sprechen. Man traf sich, um Geschichten auszutauschen und Handel zu treiben. Aber vor allen Dingen auch, um Liebe zu machen. Sonst wären die Natufier sehr schnell an Inzucht zugrunde gegangen. Trotzdem war das Leben der Natufier nur für Steinzeitverhältnisse ein paradiesisches Leben. Denn alle gefundenen Natufier-Skelette sind Menschen, die weniger als 50 Jahre alt wurden. Und alle gefundenen Natufier sind an Verletzungen gestorben. Einige Skelette weisen gleich mehrere schreckliche Verletzungen auf, die auf schwere Kämpfe oder Unglücke hinweisen. Ein Skelett zum Beispiel zeigt einen schlimmen Beinbruch und gleich drei Schädelbrüche. Der

Beinbruch und zwei Schädelbrüche sind noch zu Lebzeiten ausgeheilt. Letzten Endes war es die dritte Schädelverletzung, die besagten Natufier ins Jenseits beförderte. Das sorgenfreie Zeitalter der Natufier im sogenannten »goldenen Halbmond« zwischen dem heutigen Israel und dem heutigen Irak dauerte nur 2500 Jahre. Dann kam die Kälte zurück. Es begann jedoch keine richtige Eiszeit, sondern nur eine kleine Kältephase. Der Umschwung kam rasant, dauerte höchstens zehn Jahre. Mit der paradiesischen Kultur der Natufier aber war es vorbei. Die Natufier mussten in die Gegend des heutigen See Genezareth umziehen und fanden dort andere geographische und klimatische Gegebenheiten vor. Um den See Genezareth wuchsen keine wilden Gräser. Deshalb beschlossen die Natufier eine drastische Änderung ihrer Lebensweise, die bis zum heutigen Tag das Antlitz unserer Erde verändert hat. Sie beschlossen, ihre kostbar gehorteten Nahrungsvorräte (die getrockneten Grassamen) einzupflanzen, zu wässern und sich um sie zu kümmern. Die Natufier säten zum ersten Mal in der Geschichte der Menschheit Pflanzen aus, um sie später ernten zu können. Die Natufier wurden somit zu den ersten Bauern in der Geschichte der Menschheit. Doch da das Klima kälter und die Arbeit härter war, änderte sich ihr gesamter Lebensstil. Die Freizeit der Natufier war futsch. Bei Funden aus dieser Zeit finden sich keinerlei Hinweise mehr auf Schnitzereien oder Kunstgegenstände. Die Mörser der neuen Natufier waren keine wunderschön ausgestalteten Basaltschüsseln mehr, sondern einfache Basaltplatten, auf denen gestampft wurde. War solch eine Platte durchgestampft, wurde einfach neben dem Loch weiter gestampft. Pragmatismus siegte über Schönheit. Die Skelette der Natufier aus dieser Zeit zeigen extreme Abnutzungen an Knien und Schultern. Ein Zeugnis davon, wie hart das Überleben als Bauer geworden war. Trotzdem hielten sie auch später, als die Temperaturen wieder stiegen, das landwirtschaftliche Leben bei, obwohl es unlustiger und monotoner war. Einige Wissenschaftler sind der Meinung, dass die Frauen hierbei das Sagen hatten, denn Frauen können in einer sesshaften Gesellschaft mehr Kinder großziehen.

Heutzutage können wir rund um die Uhr massenhaft schlechte Kohlenhydrate futtern. Darin liegt das wahre Problem der heutigen Zeit.

Es liegt nicht in fettem Essen. Mit fettem Essen kommen wir Menschen eigentlich ganz gut klar. Zum einen lässt fettes Essen unseren Blutzucker in Ruhe und zum anderen haben wir eine natürliche Bremse für die Aufnahme von Fett. Wir können einfach keine Flasche Olivenöl austrinken, vorher würde uns schlecht werden. Natürlich erscheint es auf den ersten Blick logisch, dass Cholesterin für Ablagerungen in den Gefäßen sorgt. Doch nicht immer verhält sich im Körper des Menschen alles logisch. Heutzutage postulieren fortschrittliche Forscher, dass die Aufnahme von schlechten Kohlenhydraten (besonders Weizen und Haushaltszucker) für eine schwelende Entzündung in deinem Körper sorgt. Dein Immunsystem ist den ganzen Tag latent gereizt. Das sorgt dafür, dass auch das Innere der Gefäßwände gereizt ist. So können entzündliche Prozesse durchaus in eine Arteriosklerose münden. Neue Studien beweisen, dass eine kohlenhydratarme Diät viel besser für deine Blutfette ist als eine fettarme Diät. Und Vitamine beispielsweise schaffen es überhaupt nur im Beisein von Fetten in deinen Stoffwechsel. Fette sind außerdem ein extremer Geschmacksträger. Wer behauptet, dass ein fettfreies Essen besser schmeckt als ein fetthaltiges Essen, der lügt. Fette haben zudem den großen Vorteil, dass sie dich lange satt machen. Sardinen sind in dieser Hinsicht der Spitzenreiter. Sie verbleiben neun Stunden in deinem Magen und Dünndarm. Haushaltszucker hingegen ist schon nach 30 Minuten durch. Deswegen bekommst du nach dem Trinken von zuckerhaltiger Limonade spätestens nach 45 Minuten den Impuls, nochmals zuckerhaltige Limonade nachzulegen. Das macht dich dick.

Arten von Speisefett

Fette nennen sich auch Fettsäuren. Den Laien verwirrt der Begriff »Säure« vielleicht, denn Fett ist ja nicht sauer, sondern einfach nur fett. Fettsäuren heißen wegen ihres chemischen Aufbaus so: Eine lange Kette von Kohlenstoffatomen hängt an einem doppelten Sauerstoffatom, das Chemiker als *Säurerest* bezeichnen.

Doch für uns ist ohnehin nur die lange Kette aus Kohlenstoffatomen von Interesse. Kohlenstoff ist *der* Baustein des Lebens. Kohlenstoff hat die Eigenschaft, sich an vier andere Atome anzubinden. Denn jedes Kohlenstoffatom hat vier Bindungsstellen. Die eigentliche Kette aus Kohlenstoffatomen benötigt pro Kohlenstoffatom aber nur zwei Bindungen: einmal nach vorne, einmal nach hinten. Doch so fühlt sich Kohlenstoff unwohl, denn nach rechts und links wäre jeweils eine Bindungsstelle frei.

Bei gesättigten Fettsäuren klebt rechts und links jeweils ein Wasserstoffatom. Der Chemiker nennt das eine (außen mit Wasserstoff) gesättigte Fettsäure. Gesättigte Fettsäuren bilden schnurgerade Stäbchen und stapeln sich immer ganz eng zusammen. Deswegen sind gesättigte Fettsäuren fest. Herausragende Vertreter der gesättigten Fettsäuren sind Talg, Entenfett, Butter und Schweineschmalz.

In manchen Fettsäuren gibt es doppelte Bindungen zwischen den einzelnen Kohlenstoffatomen. Um die Doppelbindungen hinzubekommen, müssen außen zwei Wasserstoffatome verschwinden. So eine Fettsäure ist dann *einfach ungesättigt*. Die Fettsäure bekommt dadurch einen typischen Knick und ist nicht mehr gerade. Diese chemische Besonderheit wirkt sich auf die physikalische Erscheinung des Fettes aus: Es ist flüssig. Der Prototyp aller einfach ungesättigten Fettsäuren ist Olivenöl. Olivenöl ist supergesund, aber es muss Bio, nativ und kaltgepresst sein.

Gibt es pro Fettsäure mehrere Doppelbindungen, handelt es sich um *mehrfach ungesättigte Fettsäuren*. Unser Körper benötigt sie als Baustoff für Zellwände und für das Immunsystem. Mehrfach ungesättigte Fettsäuren kann unser Körper nicht selbst produzieren, du musst sie also unbedingt auf dem Speiseplan haben. Chemiker benennen den Ort, an dem sich die Doppelbindungen befinden. Liegt die erste Doppelbrücke zwischen Kohlenstoffatom drei und vier, handelt es sich um eine Omega-3-Fettsäure. Findet sich die erste Doppelbrücke hinter dem Kohlenstoffatom Nummer sechs, dann liegt eine Omega-6-Fettsäure vor. Viele mehrfach ungesättigte Fettsäuren besitzen Makrele, Lachs, Sardinen, Thunfisch, Walnüsse und Leinöl.

Je nachdem, wie lang die Kohlenstoffketten im Fett sind, spricht der Lebensmittelchemiker von kurz-, mittel- oder langkettigen Fettsäuren.

Alle Fettsäuren in der Nahrung sind langkettig. Eine entscheidende Ausnahme ist das Kokosfett, es besteht aus mittelkettigen Fettsäuren. Diese sind besonders gut verträglich. Menschen, die die klassischen Fette schlecht vertragen, können Kokosfett meist in rauen Mengen verzehren.

Alle bisher genannten Fette sind im Großen und Ganzen gesund (obwohl es bei Omega-6-Fettsäuren maximal kompliziert wird, aber das erspare ich dir). Das gilt aber nicht für Transfettsäuren. Transfettsäuren entstehen, wenn mehrfach ungesättigte Fettsäuren in industriellen Herstellungsprozessen zu pseudo-gesättigten Fettsäuren umgestrickt werden. Dabei kommt jede Menge Chemie zum Einsatz und das Ergebnis ist ungesund. Also gilt, was immer gilt: Finger weg von Industriefraß.

Cholesterin

Das Ei ist ein maximal gesundes Lebensmittel für den Menschen. Es ist zudem vegetarisch und hat einen relativ guten CO_2-Abdruck für ein tierisches Lebensmittel (und auf jeden Fall besser als Flug-Avocado aus Übersee). Außerdem kann mir kein Mensch ernsthaft erklären, dass ein Huhn leidet, wenn wir ihm seine Eier wegessen. Mein Großonkel hatte Hühner auf seinem Hof. Diese Hühner waren schlicht und ergreifend glücklich und zufrieden. Ein Huhn legt Eier – sogar ohne Hahn. Diese Eier sind nicht befruchtet und somit würde niemals ein Lebewesen aus ihnen heranwachsen. Ich habe also absolut überhaupt gar keine Skrupel, viele Eier zu essen. Natürlich achte ich darauf, dass diese Eier bio sind. Du kannst dir mal den Spaß gönnen, zum Discounter zu gehen und die billigsten Eier zu kaufen, die du finden kannst. Dann gehst du in einen Bio-Laden und kaufst ein anständiges Bio-Ei. Zu Hause schlägst du beide Eier in einer Pfanne auf. Dir wird sofort auffallen, dass beide Eier eine komplett unterschiedliche Konsistenz haben. Außerdem ist der Dotter des billigen Eies total gelb und der vom Bio-Ei wirkt ein bisschen blass. Das liegt daran, dass Hühner in einer konventionellen Tierhaltung immer Betacarotin mit der Nahrung zugefüttert bekommen. In einem billigen Ei steckt also ein Farbstoff und natürlich muss dieser Farbstoff nirgendwo deklariert werden.

Der Cholesterin-Vorwurf gegenüber dem Hühnerei ist lächerlich und schon lange revidiert. Natürlich enthält ein Hühnerei viel Cholesterin. Doch die Wahrheit ist, dass Cholesterin für unseren Körper lebenswichtig ist. Deswegen kann dein Körper auch aus dem Nichts Cholesterin herstellen. Und zwar dreimal so viel wie der normale Deutsche isst. Würdest du von Aliens entführt und würden dir diese Aliens in ihrem Raumschiff durch ihre super-hyper-solar-anti-Materiestrahler dein Cholesterin aus dem Körper saugen, dann würden deine Zellwände zerfallen. Es würde dich zerlegen wie einen T 1000-Terminator, der in einer Stahlschmelze endet. Cholesterin findet sich nicht in pflanzlichen Nahrungsmitteln. Cholesterin steckt nur in tierischen Produkten.

Die Mär vom bösen Cholesterin

Manchmal setze ich mich zur Entspannung in ein richtiges Oma-Café. Da komme ich mir so schön jung vor. Ich beobachte immer wieder, dass ältere Menschen aus Sorge vor Übergewicht und Herzinfarkt die Sahne einer Schwarzwälder Kirschtorte zur Entsorgung an den Rand ihres Tellers schieben. In diesen Menschen herrscht noch das Dogma des Cholesterin-Vorwurfs. Leider tun die Menschen damit genau das, was ihrer Gesundheit schadet. Wenn man so will, ist die pure Sahne in einer Schwarzwälder Kirschtorte noch das Gesündeste. Denn der Rest einer Schwarzwälder Kirschtorte besteht heutzutage aus Chemie (für das Kirscharoma), Zucker und weißem Mehl. Ich möchte dir kurz erzählen, wie der Cholesterin-Vorwurf in die Welt kam und wer daran verdient hat.

Alles begann damit, dass im Jahre 1955 der amerikanische Präsident Eisenhower eine Herzattacke hatte. Der Präsident konnte fast zwei Wochen lang nicht zur Arbeit ins Oval Office gehen. Die amerikanische Öffentlichkeit war in maximaler Sorge. In dieser aufgeheizten Stimmung preschte einer der Ärzte des Präsidenten vor. Sein Name war

Ancel Keys. Er postulierte frank und frei, dass fettes Essen die Herzattacke des Präsidenten verursacht hätte. Die Tatsache, dass der Präsident unsportlich war und Kettenraucher noch dazu, interessierte niemanden. Das war eine schöne neue Theorie mit dem Cholesterin und die Wissenschaft war willig, diesem Pfad zu folgen. Sofort wurde eine groß angelegte Studie gestartet, die einen direkten Zusammenhang zwischen fettigem Essen, den Cholesterinwerten und Herzinfarkten beweisen wollte. Diese Studie nannte sich Sieben-Länder-Studie, denn sie schaute auf männliche Probanden in sieben Ländern. Das Problem war nun, dass bei der Auswertung der Studie der Cholesterin-Vorwurf mathematisch nicht zu halten war. Noch dazu klammerten die Studienleiter das Land Frankreich aus. Jedem Mediziner war klar, dass die Franzosen latent zu hohe Cholesterinwerte im Blut hatten, trotzdem aber selten an Herzinfarkten verstarben. Das Team um Ancel Keys versuchte dann einen anderen Studien-Aufbau. Sie wollten alle Einwohner der Kleinstadt Framingham in den USA für die nächsten 30 Jahre untersuchen, daraus entstand logischerweise die Framingham-Studie. Wieder zeigte sich kein wirklich super-nachhaltiger Beweis, dass Cholesterin schlecht ist. Stattdessen fand man in Bewegungsmangel, Übergewicht und Rauchen schlimme Risikofaktoren für Herzinfarkt. Trotzdem wurde das Lied vom bösen Cholesterin weiter in die Welt posaunt. Und deswegen bewerten Menschen bis heute die Bedrohung durch Cholesterin falsch, nämlich zu hoch.

Immer wenn Wissenschaftler in den folgenden Jahren einen minimalen statistischen Hinweis auf die Schädlichkeit von Cholesterin fanden, wurde dieses Ergebnis mit Nachdruck in die Welt geschickt. Studien, die gegen diese Ergebnisse sprachen und Cholesterin als unschädlich ansahen, fanden in der Fachwelt keine Verbreitung. Das mag unter anderem daran gelegen haben, dass mittlerweile die Nahrungsmittel- und Pharmaindustrie auf den Cholesterin-Zug aufgesprungen war. Für die Universitäten ging es um Fördergelder in Millionenhöhe, die wollte sich kein Wissenschaftler aus dem Portemonnaie nehmen lassen. Schon in den frühen 1970er-Jahren fanden amerikanische Wissenschaftler heraus, dass Ureinwohner in Afrika sehr viele tierische Produkte verzehren, eigentlich aber nie an Herzinfarkt sterben. Deswegen postulierten sie, dass viel Bewegung an der frischen Luft einen extremen Schutzfaktor gegen Herzinfarkt darstellt und Cholesterin im Essen überhaupt keine Rolle spielt. Die Forscher, die damals diese Ergebnisse der Welt verkündeten, verloren kurz darauf sämtliche Subventionen ihrer Universität.

Die Zucker-Industrie hat bei der Mär um die Cholesterin-Gefahr ebenfalls ein gewichtiges Wörtchen mitzureden. Mitte der 1960er-Jahre bestach die amerikanische Zucker-Industrie drei angesehene Nahrungsmittelwissenschaftler (Stare, McGandy, Hegsted), damit sie sämtliche bestehenden Studien zum Thema »Cholesterin-Zucker-Herzinfarkt« neu bewerteten. Diese neue Metastudie schusterte den schwarzen Peter bezüglich Herzinfarkten nun endgültig dem Cholesterin zu. Dummerweise ließ sich damals auch noch das renommierte New England Journal of Medicine vor den Karren spannen lassen und veröffentlichte die manipulierte Studie 1967. Heute zeigen viele Studien, dass es ganz im Gegenteil der Verzehr von Haushaltszucker ist, der das Risiko für Arteriosklerose in höchste Höhen treibt.

Großes Interesse am bösen Cholesterin hatte natürlich auch die Margarine-Industrie. Wenn du glaubst, dass Margarine ein natürliches Produkt ist, muss ich dich enttäuschen. Margarine wird aus Pflanzenölen hergestellt. Diese sind natürlicherweise flüssig. Um aus einem flüssigen Öl eine butter-ähnliche feste Substanz zu machen, bedarf es einiger chemischer Tricks. Wenn du der Produktion von Margarine in der Fabrik zusehen würdest, kämst du nie auf die Idee, dass es sich hier um ein natürliches Lebensmittel handelt. Unter anderem ist Margarine eigentlich grau. Am Ende muss sie gebleicht werden, damit sie wie Butter aussieht. Die Bundesärztekammer Deutschlands verkündete 1978: »Butter ist gefährlicher als Margarine«. Doch schon zwei Jahre später musste sie diese Aussage öffentlich widerrufen. Bis zum heutigen Tage ist aber nur die erste Pressemeldung der Bundesärztekammer im Gedächtnis der Deutschen hängengeblieben. Im Jahr 2022 hat das deutsche Ärzteblatt die Butter endgültig rehabilitiert. Butter ist gesund.

Du glaubst, die Zeiten der Mauscheleien der Industrie seien lange vorbei? Pustekuchen! Noch 2015 startete Coca-Cola eine Kampagne, dass Zucker gar nicht schlimm sei (Global Energy Balance Network). Die These: Auch mit massivem Zuckerverzehr (bzw. Cola-Konsum) müsstest du dich nur mehr bewegen und schon wäre dir ein gesundes, schlankes und langes Leben sicher. Wieder ließen sich irgendwelche Wissenschaftler vor den Karren spannen (z. B. Prof. Steve Blair, er firmiert in diesem Netzwerk als Fachmann für Bewegung – er selbst sieht jedoch ziemlich unsportlich und dicklich aus; Prof. Steve Blair hat für seine Arbeit von Coca-Cola 3,5 Millionen US-Dollar bekommen). Diese pseudowissenschaftliche Kampagne von 2015 ist genauso ein Bullshit wie die Cholesterin-Sache Mitte der 1960er-Jahre. Zucker ist Gift! Immer! Für jeden!

Superfoods

Der jeweils aktuelle Mega-Trend übt eine unfassbare Kraft auf die junge Generation aus.

Auch die Ernährung ist Mega-Trends unterworfen. Das ist keine neue Erkenntnis. Vor 120 Jahren waren es die Frutarier, die revolutionäre Neuigkeiten über Ernährung und Lebenskultur kundtaten. Frutarier sind Veganer. Sie ernähren sich ausschließlich von Früchten, die bereits vom Baum gefallen sind. Ein ganz bekannter Frutarier des frühen zwanzigsten Jahrhunderts war ein Engländer namens Darling. Er lebte in einer Basthütte in der Südsee am Strand. Herr Darling besaß in seiner Anfangszeit als Frutarier einen echten Popstar-Guru-Status. Er scharte viele Anhänger um sich, allesamt zivilisationsmüde. Doch die damaligen Hipster hielten es nicht lange aus in der Südsee. Herr Darling starb im Alter von 42 Jahren vereinsamt am Strand an der Spanischen Grippe. Als man seine Basthütte am Strand abriss, entdeckte man im Sand vergraben unzählige leere Blechdosen Corned Beef.

Heute sind Superfoods der heiße Scheiß. Meine Meinung zu Superfood ist ganz einfach: Superfood zieht dir das Geld aus der Tasche. Das war's. Mehr kann Superfood nicht. Kaufst du fertig abgepackte Industrie-Superfoods, wird es richtig schwierig. Diese Lebensmittel sind zu sehr verarbeitet und zu lange haltbar. Die Vitalstoffe gehen flöten. Zudem musst du immer nachschauen, ob Zucker oder Chemie im Superfood stecken. Das gilt auch, wenn du Superfoods bei einem ultra-hippen Streetfood-Stand kaufst.

Ich stelle mir die ganz grundsätzliche Frage, warum die Deutschen so auf Goji-Beeren, Chia-Samen, Moringa-Pulver oder Inka-Wurzel abfahren. Die Antwort ist einfach: Weil diese Dinge von weit herkommen. Und Exotisches ist immer erstmal faszinierend. Am anderen Ende der Welt würden die Leute wahrscheinlich Grünkohl und Kohlrabi feiern. Ein Blick zu Wikipedia hilft weiter. Dort steht unter dem Eintrag Superfood: »Superfood ist ein Marketing-Begriff«. So ist es.

Natürlich darfst du viel Geld für Superfood ausgeben und einen geradezu religiösen Eifer bei der Herstellung von Smoothies an den Tag legen. Pass nur auf, dass keine Chemie, kein Zucker und nicht zu viel Fruchtzucker zum Einsatz kommen. Denn dann wird dein Smoothie schnell ungesund. Wenn du nur Junk isst, dir aber einmal in der Woche für 17 Euro einen Chia-Erdnuss-Kakao-Zimt-Vanille-Ananas-Spinat-Smoothie gönnst, lebst du nicht gesund.

Dein Stoffwechsel interessiert sich nicht für Modeerscheinungen, Werbung und den aktuellen Hype. Deswegen ist Ernährung eine der ganz wenigen Sparten der menschlichen Kultur, in der eine jahrtausendalte Tradition richtig gut ist. Althergebrachte Rezepte (ja, oldschool deutsche Küche) sind bekömmlich, schmackhaft und gesund. Erst mit dem überbordenden Einsatz von Zucker und Chemie haben wir uns diese Rezepte versaut. »Uralte« europäische Rezepte beachten manchmal sogar die Prinzipien der 5-Elemente-Küche aus dem fernen Asien. Wenn du Fleisch zusammen mit Obst kochst, steigert das die Bekömmlichkeit. Und manche Gerichte müssen einfach stundenlang köcheln, auch wenn das den Rohköstlern die Zornesfalten auf die Stirn treibt. Ja, es fällt schwer einzusehen, aber einige Rezepte meiner Oma sind unter dem Strich gesünder als der letzte Hype aus New York.

Milchsauer vergoren

Rezepte, die den Menschen seit 2000 Jahren gut bekommen und sie gesund und schlank halten, sind echtes Superfood. Koreas Nationalgericht Kimchi ist ein gutes Bespiel. Kimchi ist milchsauer vergorenes Gemüse (vor allem Kohl) und wird oft als gesündestes Essen der Welt tituliert. Milchsaure Gärung kennst du in unseren Breitengraden zum Beispiel von Sauerkraut. Milchsäure-Gärung nennt sich auch Fermentation. Wenn du ausreichend milchsauer vergorene Lebensmittel zu dir nimmst, hast du ein gesundes Mikrobiom in dir. Das ist für deine Verdauung sehr wichtig.

Die milchsaure Gärung braucht allerdings Zeit und das ist der Industrie zu teuer. Deswegen stecken heute oftmals chemische Helferlein in Lebensmitteln, die zuvor ehrlich milchsauer vergoren waren. Das ist für deine Gesundheit natürlich kontraproduktiv. Kaufe dein Sauerkraut also nicht mehr aus der Dose im normalen Supermarkt, sondern im Bio-Laden an der Kühltheke, wo es frisch angeboten wird. Die guten alten sauren Gurken sind ebenfalls milchsauer vergoren und kommen ohne Zucker-Zusatz daher. Ich habe in einer zeitaufwendigen Recherche nur zwei Hersteller gefunden, die saure Gurken ohne Zucker-Zusatz anbieten: Demeter Salzgurken (naturtrüb, Milchsäuregärung) und Salz-Dill-Gurken der Firma Schweizer Naturkost.

Du kannst zu Hause auch selbst fermentieren. Ich habe aber das unbestimmte Gefühl, dass du genau einmal selbst fermentierst und dir dann der Aufwand zu groß ist. So erging es zumindest meiner Frau und mir. Wir haben mit selbst eingelegten Sauren Gurken experimentiert, um dann doch die Produkte der oben genannten Hersteller im Bio-Laden zu kaufen.

Ganz super einfach und extrem schnell klappt »Pressgemüse«. Dabei handelt es sich um eine alte asiatische Technik, um Gemüse minimal zu fermentieren. So wird das Gemüse wesentlich bekömmlicher. Und es geht ganz einfach: Du reibst Gemüse mit einer Küchenreibe fein. Meine Klassiker sind Sellerie und Möhren, die beiden kannst du einzeln ansetzen oder auch mischen. Dann gibst du das geriebene

Gemüse in eine Müslischale und streust Salz darüber. Verteile das Gemüse so in der Schale, dass überall eine Schichtdicke von zwei Zentimetern gegeben ist. Dann stellst du eine zweite Müslischale obendrauf und gibst ordentlich Gewicht auf die obere Müslischale. Über Nacht muss das Pressgemüse ziehen. Am nächsten Tag hat sich eine Mini-Fermentation gebildet. Das Gemüse ist viel leckerer und bekömmlicher geworden. Pressgemüse hält sich die üblichen drei bis vier Tage im Kühlschrank.

Bitterstoffe

In letzter Zeit wabert ein Trend durch die hippe Welt, der endlich einmal Sinn ergibt. Die Menschheit entdeckt die Liebe zum bitteren Geschmack. Selbst multinationale Bier-Dynastien, die bisher nur für ihr labberwässriges Dünnbier verschrien waren, brauen plötzlich geschmacklich bittere Biere (wie zum Beispiel IPA- oder Craft-Biere). Urbane Trendsetter greifen gerne zu bitteren Kräuter-Smoothies, etwa mit Grünkohl. In die gleiche Kerbe schlagen Mate-Getränke, Gin Tonic oder Absinth. Das alles kann ich nur begrüßen. Denn in den letzten 100 Jahren haben die Landwirtschaft und die Nahrungsmittelindustrie alles darangesetzt, den bitteren Geschmack aus unserer Nahrung zu verdrängen. Möhren, Mais, Spargel, Tomaten, Brokkoli, Grapefruits, Äpfel, Paprika, Salat, Gurken – alle diese Produkte waren in den 1960er-Jahren noch wesentlich bitterer als heute.

Kaufe all die gerade genannten Lebensmittel in Bio-Qualität. Dann ist die Chance relativ groß, dass du noch eine alte Züchtung erwischst, aus denen die Bitterstoffe nicht herausgezüchtet wurden. Alte Apfelsorten schmecken bitterer und sind gesünder als der allgegenwärtige Golden Delicious. Beginne deine Annäherungsversuche mit Bitterstoffen am besten mit Salaten wie Rucola, Radicchio und Chicorée. Einen Schritt weiter gehst du, wenn du auf einer ungedüngten Wiese (fern von Straßen und gassi-geführten Hunde-Scharen) Löwenzahn pflückst. Die Löwenzahn-Pflanze ist komplett essbar. Sie ist gesund und schmeckt angenehm bitter. Löwenzahn ist garantiert nicht auf süß gezüchtet. Wenn du ein Hardcore-Bitter-Erlebnis wagen willst, dann suchst du eine abgestorbene Birke, an der ein Birken-Porling wächst. Das ist ein Pilz. Er sieht aus wie ein abgerundeter kleiner Balkon und wächst am Stamm. Schneide den Birken-Porling ab. Er lässt sich mit einem scharfen Messer wie Kork schneiden. Zu Hause kochst du den Birken-Porling wie Gemüse in einer Gemüsebrühe. Für verzuckerte Menschen ist der Genuss einer Birken-Porling-Brühe der reinste Horror. Mir schmeckt sie wie eine Mischung aus Kräuterschnaps und Hühnerbrühe. Die Birken-Porling-Brühe ist übrigens supergesund. Alternativmediziner wollen damit jede Erkrankung im Magen-Darm-Trakt therapiert bekommen. Auch Ötzi (der Gletschermann) hatte schon vor 5 000 Jahren einen Birken-Porling im Gepäck.

Bitterstoffe regen deine Verdauung an und vermindern den Heißhunger auf Süßes. Beides sind eminent wichtige Faktoren, wenn du auf lange Sicht schlank werden willst. Je mehr Bitterstoffe du in deine Nahrung integrierst, desto schlanker wirst du. Eine einfache Alternative können Bitterstoffe aus der Apotheke sein. Diese gibt es zumeist als Tropfen. Pass aber auf, dass kein Zucker in den Tropfen steckt. Das führt die Wirkung der Bitterstoffe ad absurdum. Ich kann das Produkt Bitterstern sehr empfehlen.

Bekömmlichkeit

Rohkost ist gerne nicht bekömmlich. Es hat seinen Grund, warum die Menschheit seit tausenden von Jahren backt, kocht und grillt. Unklar ist, ob Rohkost größere Mengen Vitalstoffe in deinen Körper schaufelt als dies erhitzte Speisen tun. Aber durch Kochen steigt die Bekömmlichkeit. So kann dein Körper die Vitalstoffe super aufnehmen. Ganz wichtig ist Bekömmlichkeit bei Brot, Reis und Hülsenfrüchten.

Auf echtes Roggenvollkornbrot zu wechseln hält dich auf lange Sicht schlank. Viele gehen diesen Schritt nur halbherzig und wechseln von weißem Labberbrot auf irgendein Graubrot. Sie werden deswegen auf ganzer Linie scheitern. Graubrot schmeckt den meisten nicht so gut wie es Weißbrot vorher (vermeintlich) getan hat und Graubrot ist leider auch überhaupt nicht viel gesünder als Weißbrot.

Ich empfehle dir: Iss ausschließlich echtes Roggenvollkornbrot auf Basis von Natursauerteig. Roggenbrot kaufst du bitte bei einer anständigen, kleinen Bio-Bäckerei und keinesfalls beim Discounter oder im Premium-Supermarkt. Großbäckereien dürfen über 20 chemische Hilfsmittel in den Brotteig mischen und müssen diese Hilfsmittel nirgendwo auf der Zutatenliste deklarieren. Doch alle diese chemischen Stoffe ändern etwas in deinem Appetitzentrum bzw. in deinem Verdauungssystem.

Roggenvollkornbrot, wenn es auf Natursauerteig-Basis gemacht ist, ist so bekömmlich, weil der Natursauerteig den Roggen vorverdaut. Dasselbe machen die Bakterien im Pansen einer Kuh. Getreide will eigentlich nicht von Tieren oder Menschen gefressen werden. Getreide trägt chemische Stoffe in sich, die es uns nicht so richtig gut bekommen lassen. Dieser Fraßschutz lässt Getreide in der freien Natur überleben. Kühe haben sich über Jahrtausende so spezialisiert, dass sie einen Extra-Magen für die Vorverdauung des Getreides haben. Dieser Magen nennt sich Pansen. Da wir Menschen keinen Pansen haben, müssen wir aufpassen, welches Getreide wir essen. Natursauerteig wandelt den Roggen für uns schon mal um und macht ihn bekömmlich. Bei vielen anderen Backwaren ist das nicht so. Du kannst Getreide durch Sauerteig, Keimung oder Fermentation bekömmlich machen.

Ähnlich verhält es sich mit Vollkornreis. Dieser muss ebenfalls bekömmlich sein. Vollkornreis ist eigentlich ein optimales Lebensmittel, weil in der Hülle des Reiskorns noch einige Vitalstoffe stecken und weil er den Blutzucker langsamer hebt als dies weißer (polierter) Reis tut. Doch viele Menschen kommen auf Naturreis nicht so gut klar. Sie bekommen Verdauungsprobleme. Deswegen gibt es polierten weißen Reis. Aber es gibt eine viel bessere Methode, Vollkornreis bekömmlich zu machen: Du kaufst runden Vollkornreis und weichst diesen über Nacht in kaltem Wasser ein. Am nächsten Tag kochst du den Reis wie sonst auch, das Einweichwasser kippst du vorher natürlich weg. Dieser vorgeweichte Vollkornreis bietet dir alle positiven Eigenschaften, die Reis hat.

Ein weiterer Stolperstein beim Thema Bekömmlichkeit sind die Hülsenfrüchte. Hülsenfrüchte sind sehr gesund und standen schon in der Steinzeit auf unserem Speiseplan. Doch auch Hülsenfrüchte sorgen bei vielen Menschen für Verdauungsprobleme (vor allen Dingen für erquickliche Blähungen). Deswegen musst du auch bei Hülsenfrüchten für Bekömmlichkeit sorgen.

Mein bekömmlichstes Hülsenfrüchte-Rezept

Kichererbsen für 12 Stunden in kaltem Wasser einweichen. Dann abspülen und feucht in eine Schüssel geben und einen Teller darauflegen. Die Schüssel sollte aus Porzellan oder Steingut sein. Morgens und abends die Kichererbsen jeweils mit klarem Wasser abspülen. Du hältst also die Kichererbsen feucht und dunkel. Das lässt die Kichererbsen keimen. Alle Hülsenfrüchte keimen im Dunkeln, also nimm keine Glasschüssel. Für das Keimen lieben die Kichererbsen Zimmertemperatur. Nach zwei Tagen spülst du die Kichererbsen ein letztes Mal ab und kochst sie. Durch das Keimen ist die Kochzeit auf ca. 30 Minuten reduziert. Probiere einfach die Konsistenz. Du salzt die Kichererbsen erst ganz am Ende und lässt sie dann noch 5 Minuten im heißen Salzwasser ziehen. Dann abgießen. Du kannst diese Kichererbsen wie Kichererbsen aus der Dose benutzen – mit dem einen Unterschied, dass diese Kichererbsen sehr lecker, gesund und bekömmlich sind.

Fleisch, Fisch und vegane Ernährung

Der Mensch hat im Gebiss Eckzähne, die hervortreten. Damit ist zum Thema »Fleischkonsum« alles gesagt! Niemals in der Geschichte der Menschheit hat die Bevölkerung freiwillig auf Fleisch oder Fisch verzichtet. Dieses Phänomen gibt es erst seit 30 Jahren. In vergangenen Zeiten gab es hin und wieder religiöse Eiferer, die leben wollten, ohne Tiere zu essen. Einige Fanatiker leiteten mit Hyper-Veganismus sogar ihren Sterbeprozess ein, an dessen Schlusspunkt sie als Mumie enden wollten. Geschafft hat das lediglich Tetsumonkai, ein Mönch der Shugendo-Religion. Seine Mumie sitzt seit 1829 im Lotussitz im Churenji-Tempel auf dem Berg Yudono im Norden Japans.

Seit Urzeiten hantiert der Mensch mit Feuer. Die älteste belegbare Grillstelle der Menschheit ist 700 000 Jahre alt. Seit die Menschen grillen, ist Essen zu einem sozialen Event geworden. Der Geruch von gegrilltem Fleisch ist in unserer Empfindung als etwas sehr Positives verankert. Neben uns Menschen reagiert nur noch ein Lebewesen ebenso gierig auf den Geruch von Grillfleisch: die Wespe. Alle Menschen vertragen Fleisch und Fisch gut. Allergien oder Unverträglichkeiten gibt es nicht. Bio-Fleisch ist gesund. Das gilt für Bio-Fisch noch mehr.

Kühe müssen Gras fressen! Das hat eine direkte Auswirkung auf die Qualität des Fleisches. Fleisch von grasgefütterten Kühen ist gesünder für uns Menschen. Greife unbedingt zu »Grass-Fed Meat«. Außerdem ist Fleisch in Bio-Qualität Pflicht. Zum einen wegen des Tierwohls. Aber auch wegen des Einsatzes von irgendwelchen Medikamenten in der konventionellen Zucht. Wenn das Fleisch aus der konventionellen Massentierhaltung weiterverarbeitet wird, kommt fast immer weitere Chemie zum Einsatz. In normalen (billigen) Würsten und Schinken stecken eigentlich immer Konservierungsstoffe, Geschmacksverstärker, Farbstoffe und Aromen.

Fisch war in der Steinzeit mit Sicherheit beliebter als Fleisch. Denn Fische lassen sich einfacher fangen als Bären. Doch heutzutage sehe ich beim Thema Fisch zwei ganz große Probleme: Erstens sind die Weltmeere fast leer gefischt. Wer nur ein bisschen ökologisches Gewissen hat, verweigert die riesigen schwimmenden Fischfabriken mit kilometerlangem Schleppnetzfang. Zweitens kippen die konventionellen Züchter Unmengen an Antibiotika und Wachstumshormonen in das Wasser, wenn sie Fische züchten. Dazu lagern sich in Fischen sowieso gerne Insektizide und Umweltgifte an. Konventioneller Zuchtlachs enthält fünfmal so viele Giftstoffe wie ein Hamburger von den großen amerikanischen Buletten-Fabriken. Die Hauptgifte sind Endosulfan, Dieldrin, Dichlordiphenyldichlorethen, Dichlordiphenyltrichlorethan und polychlorierte Biphenyle.

Ich esse tierische Produkte, das tue ich ganz bewusst. Ich esse nur bio. Ich zahle gerne den fünffachen Preis für Bio-Fleisch. Kein Tier darf leiden, die Massentierhaltung ist widerwärtig. Männliche Küken dürfen nicht ermordet werden, Kühe müssen auf die Weide an die frische Luft und Hühner müssen Auslauf haben. Wachstumshormone und Antibiotika gehören in der Tierzucht – unter Androhung einer lebenslangen Freiheitsstrafe für die Bauern – verboten. Kein Tier darf getötet werden, aber in der Folge nicht komplett verwertet werden. Der Mensch darf Tiere schlachten und essen, aber die Tiere müssen während ihres Lebens gehegt und gepflegt werden. Ein Tier reflektiert nicht darüber, dass es aufgegessen wird, wenn es glücklich über seine Weide tobt. Wir Deutschen essen viel zu viel Fleisch. Fleisch ist zu billig. Fleisch muss bio und heimisch sein.

Fleisch (und vor allem Innereien) sind gesund. Eine moderne Option wären Insekten. Insekten haben einen wesentlich besseren CO_2-Footprint als Rindfleisch. Eine utopische Option wäre Fleisch aus dem Labor. Käme die vegane Diktatur, würde ich in meinem Garten heimlich Karnickel und Hühner halten. Das hat mein Opa auch getan, aber wegen seiner Armut. Mein Opa ist uralt geworden.

Vegane Ernährung

Wenn ich im Supermarkt eine Person viele vegane Lebensmittel in den Einkaufswagen legen sehe, frage ich sie gerne, warum sie vegan lebt. Und immer erhalte ich die Antworten »Weil ich meinen CO_2-Fußabdruck verbessern möchte« und »Weil ich keine Tiere töten möchte«. Nie erhalte ich die Antwort »Weil mir veganes Leben guttut« oder »Weil mir veganes Essen lecker schmeckt«. Mit der Lebenserfahrung meiner mittlerweile 56 Jahre weiß ich, dass in veganer Ernährung eine große Gefahr lauert und dass der vegane Lebensstil keineswegs die Lösung aller Probleme auf dieser Welt ist. Falls du vegan lebst (oder damit liebäugelst, demnächst vegan zu leben), dann hoffe ich, dass dir die Lektüre dieses Abschnitts wichtige Informationen bringt.

Ich schreibe dieses Kapitel, weil ich möchte, dass du nicht in Sorge lebst. Denn wenn du dich sorgst, kommt dein Hormonsystem durcheinander. Und nach zehn, zwanzig oder dreißig Jahren können durchaus ernsthafte Krankheiten allein aus der Störung deines Hormonsystems (wegen Sorgenmacherei) entstehen. Eine wichtige Rolle dabei spielt das Hormon Cortisol.

Wenn du wirklich radikal vegan lebst, entstehen sowieso massive Probleme. Radikal veganes Leben macht krank. Hingegen kann ein radikal veganes Leben plus Medikamente durchaus funktionieren. Ein vegetarisches Leben sowieso.

Cortisol

Cortisol ist ein Hormon. Hormone sind Botenstoffe im Körper. Unsere Nebennieren setzen Cortisol frei. Je mehr unser Körper unter Stress leidet, desto mehr Cortisol schwimmt im Blut. Die Hauptaufgabe von Cortisol ist es, ein gestresstes Gehirn zu dämpfen. Kurz nach einem Streit, in einer Prüfungssituation oder bei anderen belastenden Situationen bremst Cortisol das hochaktive Stresssystem wieder ab und bringt es in seine Ruhelage. Kommen solche Stresssituationen nur hin und wieder vor, funktioniert dieses System wunderbar. Wenn Menschen aber in Dauerstress leben, wirkt Cortisol permanent dämpfend auf das Gehirn. Dauerhafter Stress können zum Beispiel ungelöste Konflikte am Arbeitsplatz oder in der Partnerschaft sein. Ärzte sprechen dann von psychosozialem Stress.

Der nicht kontrollierbare Stresszustand mit dauerhaft erhöhten Cortisolwerten führt zu Stimmungsschwankungen. Das kann sich bis zu einer Depression steigern. Ebenso beschleunigt sich der Verschleiß einer jeden Körperzelle. Du alterst schneller. Am Ende verkürzt ein erhöhter Cortisolspiegel im Blut tatsächlich dein Leben. Ganz wichtig: Unter Dauerstress bleiben einige Menschen schlank. Aber diese Individuen sterben, statistisch gesehen, früher als diejenigen, die unter dauerhaftem Stress dick werden. Das ist nur auf den ersten Blick paradox. Ich möchte es dir erklären, denn schließlich rede auch ich immer davon, dass Dünn-Sein gesund ist.

Stresstypen

Es gibt den Stresstyp A. Solche Menschen sind gegenüber Stress nur sehr schlecht anpassungsfähig. Diese Personen funktionieren ganz wunderbar in einer stressfreien Umgebung. Sie sind sehr sensibel. Sie sprechen empfindlich auf jegliche psychosoziale Stressfaktoren an. Gerät das Leben dieser Menschen in eine stressvoll-gefährliche Umgebung, bleibt das Cortisol im Blut anhaltend erhöht. Diese Menschen stehen immer unter Strom. Sie können ihren Stress nicht dämpfen.

Menschen vom Stresstyp B hingegen haben ein sehr anpassungsfähiges Nervenkostüm. Leben diese Menschen in unstressigen Zeiten, gibt es keinen Unterschied zum Typ A. Tritt dann dauerhafter Stress ein, reagieren auch Menschen vom Typ B mit mehr Cortisol. Aber nach einigen Monaten (oder spätestens zwei Jahren) normalisiert sich der Cortisolspiegel. Der Preis dafür ist, dass Menschen vom Typ B Gewicht zulegen.

Vor etwa 20 Jahren entdeckten Forscher, dass ein paar Kilo Übergewicht die Überlebenschancen bei einigen schlimmen Krankheiten erhöhen können. Ich rede von Dialyse, Schlaganfall, Hirnblutung, Herzinfarkt, Herzschwäche, Lungenversagen, Leberversagen und Blutvergiftung. Die Forscher rechneten bekannte Störfaktoren aus ihrer Statistik heraus. Solche Störfaktoren waren zum Beispiel unerkannte Krebserkrankungen, Rauchen oder der Schweregrad der zugrundeliegenden Erkrankung. Konzentrieren wir uns auf eine Studie, deren Kernaussage da lautet: Ein paar Kilo Übergewicht erhöhen die Überlebenschance bei einem akuten Herzinfarkt – im Vergleich zu schlanken Herzinfarkt-Patienten (Büttner et al.: The impact of obesity in myocardial infarction; Eur Heart J 2007; (28): 1694–1701).

Wir müssen die obigen Zeilen richtig werten. In diesen steckt eine gehörige statistische Spitzfindigkeit. Denn Übergewicht erhöht das Risiko, dass Menschen überhaupt einen Herzinfarkt bekommen, um satte 70 Prozent. Das möchte ich mit konkreten Zahlen füllen. Betrachten wir 5 000 schlanke und 5 000 übergewichtige Menschen, also insgesamt 10 000 Probanden. Von diesen 10 000 Menschen sterben jedes Jahr 13 Personen am akuten Herzinfarkt. Es sterben 4,8 schlanke Menschen und 8,2 übergewichtige Menschen. Übergewicht sorgt also in absoluten Zahlen für viel mehr Herzinfarkt-Tote (nämlich fast doppelt so viele). Liegen aber gleichzeitig 100 schlanke und 100 übergewichtige Menschen mit ihrem frischen Herzinfarkt auf der Intensivstation, dann überleben 75 schlanke und 77 übergewichtige Menschen.

Es steckt in deinen Genen, ob du bezüglich des Stresses Typ A oder Typ B bist. Klassischerweise zeigt sich deine Anlage bis zum 40. Lebensjahr. Unser Gehirn braucht während Zeiten mit viel Stress besonders viel Energie. Menschen vom Typ A ziehen die benötigte Energie für das Gehirn überwiegend aus den Depots in Fettgewebe oder Muskelgewebe. Anders ergeht es Menschen vom Typ B. Hier signalisiert das Gehirn dem Körper, dass er Hunger hat und mehr essen muss. Denn das wieder runterregulierte Cortisolsystem (Typ B) kann bei dauerhaftem Stress nicht die eigenen Körperreserven anzapfen.

Ganz wichtig ist, dass unser Stresssystem auch hochfahren kann, weil es eine stressige Situation *erwartet*. Manche Menschen leben ihr ganzes Leben in der Erwartung von Stress. Das ist natürlich ungesund. Unglücklicherweise verstärkt die Industrie gerne solche Erwartungshaltungen von Stress. Denn damit machen manche Firmen Geld. Denk nur an die Pharmaindustrie oder die Hersteller von Alarmanlagen. Wenn du zu lange mit Stress lebst, verlierst du die Fähigkeit, wieder runterzufahren. Das führt zu einer ausgeprägten Müdigkeit. Am Ende verlieren dauergestresste Menschen den gesunden Alltag. Dauergestresste Menschen kennen nur noch die Alarmstufe Rot und den Schlaf.

Das kennzeichnet Typ A:

- Bis hin zum jungen Erwachsenenalter können Menschen vom Typ A essen, was sie wollen. Sie nehmen trotzdem kein Gramm zu.
- Zwischen dem 30. und 50. Lebensjahr entsteht oft ein dicker Bauch. Der Hauptgrund hierfür ist der stetige Einfluss des Stresshormons Cortisol.
- Trotz deutlich sichtbarem Bauch kann ein Typ-A-Patient einen unauffälligen BMI unter 25 erreichen.

- Typ-A-Menschen behalten immer dünne Arme und Beine sowie eine schmale Hüfte.
- Ohne Stress ist ein Mensch vom Typ A einfach nur schlank. Mit Stress steigen die Cortisolwerte. Der Bauch wird dick (Cortisolbauch), das restliche Körperfett bleibt gleich oder nimmt sogar ab. Auch Muskel und Knochen können an Masse verlieren. Das Gedächtnis wird schlecht, ebenso die Stimmung. Die Gefahr für Diabetes ist deutlich erhöht. Am Ende sinkt die Lebenserwartung.

Das kennzeichnet Typ B:

- Ohne Stress und in jungen Jahren kannst du einen Typ-B-Mensch nicht von einem Typ-A-Mensch unterscheiden. Beide sind schlank.
- Unter dauerhaftem Stress reagiert das Stresssystem vom Typ-B-Mensch kaum noch. Der Cortisolwert im Blut ist deshalb normal oder nur minimal erhöht.
- Obwohl manch ein Typ B wirklich dick werden kann, ist trotzdem das Risiko für Diabetes relativ niedrig. Denn es sind die tiefen Fettzellen unter der Bauchdecke, die Diabetes auslösen. Von diesen hat ein Typ B aber relativ wenige.

Wenn Veganer ohne Medikamente leben, werden sie sich in einen lebensbedrohlichen Vitaminmangel hineinmanövrieren. Das sage ich nicht aufgrund meiner schulmedizinischen Ausbildung, das sage ich, weil ich es selbst erlebt habe. Ich kenne zahlreiche Personen, die schon Mitte der 1980er-Jahre ein veganes Leben begonnen haben. Doch all diese 1980er-Veganer haben nach spätestens 15 Jahren aufgegeben. Eine Person hat es aufgrund von Nervenschäden – ausgelöst durch einen Vitaminmangel – bis auf die Intensivstation geschafft. Andere wiederum haben jahrelang heimlich Eier, Fleisch und Fisch gegessen, ohne ihren WG-Mitbewohnern davon zu erzählen. In einer veganen Ernährung fehlt Vitamin B_{12}. Gleiches gilt für essenzielle Aminosäuren (meist Lysin) und langkettige Fettsäuren. Hardcore-Veganer leiden oft an einem Mangel von Vitamin D und Riboflavin. Ultrahäufig rutschen sie in eine Unterversorgung von Mineralstoffen (Kalzium, Eisen, Jod, Zink, Selen).

Vitamin D

Vitamin D trägt einen falschen Namen. Es müsste Hormon D heißen. Denn unser Körper kann Vitamin D selbst herstellen. Und zwar in rauen Mengen. Um deinen Vitamin-D-Spiegel auf Trab zu bringen, musst du dich sonnen. Bei voller Sonne reichen fünf Minuten auf blanke Arme und Gesicht – ohne Sonnencreme. In Frühling, Sommer und Herbst reicht die Sonnenstrahlung in unseren Breiten locker aus, obwohl das Vitamin-D-Prinzip von Mutter Natur für afrikanische Verhältnisse konstruiert wurde. Im Winter rutschen die Vitamin-D-Werte der Deutschen in den Keller. Darüber brauchst du aber nicht in Panik verfallen. Das Problem hatten schon die alten Germanen. Ausgestorben sind die Deutschen bekanntlich nicht. Das Schlucken von Vitamin-D-Tabletten ist nur zweite Wahl. Tabletten bringen nicht so viel Vitamin D in deinen Körper wie es ein Sonnenbad tut. Dein Organismus braucht Vitamin D vor allem für die Knochen, die Muskeln, das Herz-Kreislauf-System und das Immunsystem. Dein Immunsystem ist immer beteiligt, wenn in deinem Körper etwas schiefzulaufen droht.

Ich habe noch ein weiteres »Problem« mit veganer Ernährung. Ich werde von Bekannten hin und wieder zu Grünkohl mit veganen Mettwürstchen oder zu veganer Thunfischpizza mit veganem Käse eingeladen. Aber diese Gerichte schmecken mir einfach nicht. Natürlich esse ich sie aus Höflichkeit auf. Aber in Wirklichkeit warte ich nur darauf, mir diese Gerichte in den Originalversionen zu Hause selbst zu kochen. Außerdem sehe ich überhaupt keinen Sinn darin, Produkte zu meiden (aus welchen Gründen auch immer) und dann vegane Ersatzprodukte zu wählen, die genauso schmecken sollen wie das Original. Was soll das?

Und wenn du denkst, dass du in einem normalen Supermarkt vegane Produkte von den großen konventionellen Herstellern kaufen kannst und damit deinem Körper etwas Gutes tust, dann liegst du komplett falsch. Denn all diese Lebensmittel sind hochprozessierte Nahrung und die ist generell ungesund. Die großen konventionellen Fleischwaren-Hersteller sind, ohne mit der Wimper zu zucken, auf den veganen Zug aufgesprungen, weil es ihnen um ihren Gewinn geht. Claudia Mustermann will vegane Wurst? Bitte schön, Claudia Mustermann bekommt vegane Wurst. Die alten Werbesprüche der Fleischindustrie (»Fleisch ist ein Stück Lebenskraft«) sind Schnee von gestern. Jetzt kippt die Industrie Unmengen an Chemie in ihre Gen-Soja-Würste, damit diese möglichst wie echte Grillwürstchen schmecken (und nebenbei die Kunden süchtig nach der zugegebenen Chemie machen). Die Hersteller lachen sich wahrscheinlich kaputt über Claudia Mustermann, denn die veganen Produkte sind wesentlich billiger herzustellen, können aber noch teurer verkauft werden als die Originalprodukte. Außerdem enthalten viele Veggiewürste aus konventionellen Supermärkten zu viel Salz und Geschmacksverstärker. 2016 fand die Zeitschrift Ökotest sogar Mineralöl-Rückstände in manchen dieser Produkte.

Die Sorge um das CO_2

Ich möchte ein paar Worte zu Deinem CO_2-Footprint sagen, denn das Thema CO_2 spielt für Veganer eine große Rolle. Am Ende musst du selbst entscheiden, ob du bereit bist, deine eigene Gesundheit zu riskieren, um damit deinen CO_2-Footprint zu verbessern.

CO_2 ist ein Treibhausgas. Schwebt CO_2 in der Luft, dann reflektiert das Wärmestrahlen zurück zur Erdoberfläche und die Erde heizt sich auf. Jeder kennt diesen Effekt, denn Wolken zeigen einen ähnlichen Effekt. In einer wolkenverhangenen Nacht ist es viel wärmer. Auch Wolken schicken also Wärmestrahlen, die sonst in den Weltraum abgestrahlt worden wären, zurück zur Erde. Wohlgemerkt in der Nacht. Denn am Tag verhindern Wolken die Aufwärmung der Erde.

CO_2 ist Kohlendioxyd. Du selbst atmest CO_2 aus. Sitzt du ein Jahr lang auf dem Sofa, kommen so 170 Kilogramm CO_2 zusammen. Läufst du jeden Tag einen Marathon, summiert sich dein Verhalten auf 2050 Kilogramm CO_2 pro Jahr.

Kohlendioxyd ist ein ungiftiges Gas. CO_2 ist ein sogenanntes Spurengas. Es gibt sehr wenig davon in der Luft. Aktuell kommen in unserer Atmosphäre 419 Teile CO_2 auf 1 000 000 Teile Luft (419 ppm). Vor der Industrialisierung lag das CO_2-Luft-Verhältnis bei 280 zu 1 000 000 (280 ppm). CO_2 verbleibt für Jahrhunderte in der Atmosphäre. Deswegen hatte der harte Corona-Lockdown trotz seiner weltweiten minus 17 Prozent CO_2-Produktion auch keinerlei Auswirkungen auf den CO_2-Wert der Welt.

Der durchschnittliche deutsche Mensch produziert (bei Besitz eines Verbrenner-Autos) pro Jahr etwa 10 800 Kilogramm CO_2 (Umweltbundesamt im März 2023). Davon entfallen 3400 Kilogramm auf den Konsum und 2200 Kilogramm auf die Mobilität. Etwa 2200 Kilogramm CO_2 kommt durch die Heizung der Wohnung zustande. 500 Kilogramm bringt der Stromverbrauch und 800 Kilogramm die Nutzung der öffentlichen Infrastruktur. Ein Fleischesser produziert in der Tat mehr CO_2 als ein Veganer. Der emsige Fleischesser produziert 1700 Kilogramm CO_2 durch seine Ernährung. Aber auch die Nahrung eines Veganers produziert CO_2, nämlich 1100 Kilogramm. Ein veganes Leben spart also im Vergleich zu einem Fleisch-Maniac pro Jahr 600 Kilogramm CO_2 ein. Würde der emsige Fleischesser zu einem bewussten, nachhaltigen und saisonalen Bio-Fleischesser konvertieren, läge die Ersparnis des Veganers bei nur 300 Kilogramm CO_2 pro Jahr.

Ein Flug von Düsseldorf nach Mallorca produziert pro Passagier 380 Kilogramm CO_2. Eine deutsche Hauskatze sorgt für 500 bis 1500 Kilogramm CO_2 jährlich (je nachdem, in welchen Verpackungen man das Katzenfutter kauft und in welches Medium die Katze ihr Geschäft macht). Ein großer Hund kommt auf 2000 Kilogramm CO_2 pro Jahr – das produziert auch ein durchschnittlicher Mensch in Ägypten. Wenn du dir alle zwei Jahre ein neues Handy kaufst und dieses pro Tag eine Stunde nutzt, dann macht das 1250 Kilogramm CO_2 pro Jahr. Schon ein einzelnes weißes T-Shirt produziert während seiner gesamten Lebensdauer 11 Kilogramm CO_2. Der Bau eines Einfamilienhauses produziert etwa 70 000 Kilogramm CO_2. Ein mittelgroßes Musikfestival bläst 250 000 Kilogramm CO_2 in die Luft (da ist die An- und Abreise der Zuschauer noch nicht eingerechnet). Ein Kongolese bringt aktuell

300 Kilogramm CO_2 pro Jahr, er ist arm. Ein Einwohner von Katar produziert 45 000 Kilogramm CO_2 pro Jahr, er ist reich, konsumiert, fährt dicke Autos und liebt seine Klimaanlage. Die Batterie eines Tesla Model S bringt bei ihrer Herstellung 17 000 Kilogramm CO_2, der ganze Tesla kommt auf 22 000 Kilogramm (der Tesla ist dann noch keinen Meter gefahren). Die Batterie ist nach etwa 9 Jahren kaputt, dann braucht es eine neue. Ein VW Golf mit 1,6-Liter-Benzin-Motor kommt in der Produktion auf 4 800 Kilogramm CO_2. Apropos: Ein Tempolimit von 130 km/h würde den CO_2-Footprint im Verkehrssektor sofort und kostenlos von etwa 140 000 000 Kilogramm CO_2 jährlich auf 138 000 000 Kilogramm senken.

Sorge dich um die Gesundheit deines eigenen Körpers, sei nicht karrieregeil, chauffiere deine Kinder nicht im SUV zur Kita (einige Menschen setzen wegen des CO_2 erst gar keine Kinder in die Welt – ein Menschenleben bringt 720 000 Kilogramm CO_2 mit sich), lebe sparsam, baue dir kein Haus, mache Urlaub im Harz, verweigere dich dem Konsum, schläfere dein Haustier ein, schalte dein Handy aus, dusche statt zu baden, drehe die Heizung runter, schlemme saisonal und regional, kaufe dir kein Auto (oder fahre dein kleines Auto wenigstens für 25 Jahre), pendle nicht zur Arbeit und steige in kein Flugzeug – das alles spart Unmengen an CO_2. Aber bitte überdenke, ob du wegen CO_2 vegan leben willst. Wenn du in 25 Jahren durch dein radikal veganes Leben an einem Nervenschaden leidest und es deswegen bis auf die Intensivstation schaffst, dann ist diese Situation weder für dich noch die Umwelt gut. Niemals verballert der Mensch so viele Ressourcen, wie wenn er als Patient auf der Intensivstation liegt. Ich möchte dieses Kapitel mit einem Dialog beenden, den ich mit der Fachfrau an der Fleischtheke im Bio-Laden hatte:

Ich: »Sagen Sie mal, Leber verkauft sich doch bestimmt ganz schlecht, oder?«

Sie: »Ne, wir verkaufen ganz schön viel Leber. 80 Prozent gehen an Frauen, die von ihrem Hausarzt zum Leber-Essen verdonnert wurden, wegen eines schlimmen Zink-Mangels.«

Ich: »Das ist ja interessant.«

Sie: »Ich lebe ja strikt vegan!«

Ich: »Ach, wirklich?«

Sie: »Ja. Und alle zwei Wochen esse ich Leber als Medikament.«

Ich: »Gute Frau, das nennt man Mischkost mit reduziertem Fleischanteil. So haben bis 1950 fast alle Menschen gelebt, weil sie kein Geld hatten.«

Milch

Wenn dir das Tierwohl am Herzen liegt, wirst du auf Milch verzichten. Denn eine konventionelle Milchkuh hat heutzutage wirklich ein Scheißleben. In der konventionellen Milchproduktion sind viele Tiere sogenannte Indoor-Kühe. Diese armen Wesen sehen Zeit ihres Lebens kein Sonnenlicht. Ein großes Problem bei diesen Indoor-Kühen ist eine schlimme Stoffwechselentgleisung – die Ketoazidose. Das macht den Produzenten so große Sorgen, dass die Pharmaindustrie im Moment fieberhaft an Medikamenten arbeitet. Turbo-Milchkühe sind wider die Natur.

Milchkühe produzieren Milch für ihre Kälber. Doch das Kalb wird der Kuh weggenommen. Die Kühe leiden ganz extrem darunter, dass ihnen die Kinder entzogen werden. Denn das verstehen auch Kühe und es bedeutet für mich Tierquälerei. Eine Kuh, die bei ihrem Ableben Biofleisch produzieren soll, hat hingegen ein sorgenfreies Leben. Sie tobt auf ihrer Weide umher und denkt nicht an ihr Schicksal. Ich habe kein Problem damit, Biofleisch zu essen. Doch Milch? Mir stellt sich zunächst die grundlegende Frage, warum Menschen Kuhmilch trinken sollen. Logischerweise haben wir alle die alten Slogans der Milchwirtschaft im Ohr. »Milch macht müde Männer munter«, »Die Milch macht's« und so weiter und so fort. Außerdem soll Milch gegen Osteoporose helfen. Aber da fängt es schon an, komisch zu werden. Denn wir Deutschen trinken so unfassbar viel Milch, trotzdem erkranken enorm viele an Osteoporose. Da kann also irgendetwas nicht stimmen mit dieser kühnen Werbebotschaft. Mittlerweile ist auch klar, warum

Milch gar nicht so gut gegen Osteoporose hilft bzw. der Osteoporose vielleicht sogar Vorschub leistet. In der Tat enthält Milch Kalzium. Kalzium ist gut gegen Osteoporose. Der Knackpunkt ist aber, ob es das Milch-Kalzium überhaupt in den menschlichen Stoffwechsel schafft. Das ist mehr als fraglich. Die Milchproteine scheinen das Problem zu sein. Diese schwächeln beim Transport. Milch steht heutzutage eher im Verdacht, ein Mitverursacher für Osteoporose, Akne, Diabetes, Bluthochdruck, Nervenschäden, Arteriosklerose, Herzinfarkt und Krebs zu sein.

Die Milchproteine stören dein gesundes Immunsystem. Wer viel Milch trinkt, dessen Immunsystem muss sich den ganzen lieben langen Tag mit der Abwehr der als körperfremd erkannten Substanzen beschäftigen. Allen Menschen, die komplett auf Milch verzichten, geht es viel besser. Ich kenne niemanden, der seinen Milchverzicht revidiert hat.

Die zwei einzigen Milchprodukte, die man ganz problemlos verzehren kann, sind Butter und Hartkäse. Das sind lustigerweise auch genau die zwei Produkte, die die Menschheit als erste aus Milch hergestellt hat. Denn am Ende der Steinzeit, als die Menschen sesshaft wurden und erstmals Rinder domestizierten, konnten die Menschen mit Milch überhaupt nichts anfangen. Damals hatten ausnahmslos alle Menschen eine Laktoseintoleranz. Doch bei der Herstellung von Butter und Hartkäse wandelt sich die Laktose in der Milch um. Beide Produkte sind de facto laktosefrei und können somit logischerweise auch von Menschen mit Laktoseintoleranz verzehrt werden. Und das sind nicht wenige. Fast 20 Prozent der Deutschen zeigen eine Unverträglichkeit für Laktose.

Kein anderes Lebewesen auf diesem Planeten trinkt im Erwachsenenalter Milch. Erst recht nicht von einer anderen Rasse. Das an sich sollte schon logische Warnung genug vor Kuhmilch sein. Milch ist ein natürlicher Energy-Drink für neugeborene Säugetiere derselben Rasse. Doch es gibt keinen Grund, im Erwachsenenalter Kuhmilch zu trinken. Engagierte Milchtrinker verkürzen ihr Leben um einige Jahre, die Studienlage ist dahingehend eindeutig. Lass Milch also weg. Butter, Quark und Hartkäse sind okay. Joghurt ist sogar gesund. Mich macht Joghurt aber schnell dick. Ich sehe keinen Grund, auf vegane Ersatz-Milch zu wechseln. Diese steckt oft voller Chemie, damit sie schmeckt. Chemie im Essen ist immer schlecht. Außerdem ist Ersatzmilch oft auf Soja-Basis synthetisiert. Ich mag Soja nicht. Da sind mir zu viele hormonähnliche Substanzen drin und ich bin nicht von der Krebs-Unschuld der Soja-Produkte überzeugt.

Getränke

Bier ist das schönste Getränk auf dieser Welt. Bier gehört zu unserer Kultur. Bier ölt unsere Gesellschaft. Ich bin mir sicher, dass Deutschland ohne Bier in spätestens sechs Wochen am Rand eines Bürgerkriegs stehen würde. Trotzdem würde ich Bier nicht als gesund bezeichnen.

Ich selbst war in meinen jungen Jahren ein Bier-Fanatiker. Aufgewachsen in Hagen, war es in den 1980er Jahre einfach total normal, dass man jeden Abend zwei bis vier Bier getrunken hat und dann mit dem Auto heimgefahren ist. Man sagt ja, dass von 1000 alkoholisierten Fahrten im Straßenverkehr nur eine entdeckt wird. Dann muss ich wohl 999-mal besoffen gefahren sein, denn man hat mich Gott sei Dank nie erwischt. Ich habe auch nie einen Unfall gebaut, weil ich immer geschlichen bin, wenn ich bezauselt war. Ich musste trotzdem einmal den Führerschein abgeben, weil ich pusten musste. Das Atem-Messgerät zeigte damals 2,4 Promille an. Ich war aber gar nicht betrunken. Ich wollte gerade nach Holland in einen Kurzurlaub fahren und hatte wie immer an der Autobahnauffahrt mein obligatorisches Fahr-Bier geöffnet und dieses lustvoll angesetzt. Doch als ich die Kurve der Autobahnauffahrt zu einem Drittel hinter mich gebracht hatte, sah ich – mit der Dose Bier an meinen Lippen – die Kelle der Polizei. Ich hielt also an, schaffte es so gerade eben noch die volle Dose Bier hinter dem Beifahrersitz zu verstauen, und kurbelte das Fenster runter. Das Erste, was der Wachtmeister zu mir sagte, war: »Sie haben Bier getrunken.« Daraufhin ergab die erste Atem-Messung 2,2 Promille. Und ich sagte: »Hören Sie mal, das kann nicht sein. Ich rede hier ganz normal mit Ihnen, ich habe keine 2,2 Promille.« Da ließ mich der

Wachtmeister noch mal pusten und ich kam auf 2,4 Promille. Dann war mein Führerschein auch schon weg, bis ich 10 Tage später das hochoffizielle Ergebnis der anschließenden amtsärztlichen Blutprobe bekam. Ich hatte 0,0 Promille und meinen Führerschein wieder.

In Bier stecken Kalorien, in Bier stecken Vitalstoffe und in Bier stecken Elektrolyte. Und Bier federt die psychischen Spitzen des Lebens ab. Kurzum, Bier ist das schönste Getränk auf der Welt. Das ist der Grund, warum die Menschen rund um den Globus Bier so lieben. Bier entspannt und Bier macht locker. Und wenn du richtig viel Bier trinkst, kommt die Bierseligkeit. Bierseligkeit nach einem halben Kasten Bier ist einfach ein anderes Glücksgefühl, als wenn du dir eine Flasche Wodka genehmigst. Doch all die positiven Meldungen über Bier schlagen ins Gegenteil um, wenn du dünner werden willst. Denn wenn du dick bist und Bier trinkst, macht dich das erst recht dick. In Bier schlummern nicht nur Kalorien, wie sie Alkohol immer mit sich bringt. In Bier schlummern dazu Vorstufen des Hormons Östrogen. Das liegt am Hopfen. In der guten alten Zeit – als der Hopfen noch von jungen Frauen gepflückt wurde – hatte die Hopfenpflückerei Einfluss auf die Periode der Damen. Östrogen macht dich schwabbelig. Das gilt für Männer wie Frauen. Wenn du wirklich schlanker werden willst, musst du auf das göttliche Geschenk Bier verzichten und trockene Weine oder klare Schnäpse trinken.

Alkohol an sich ist natürlich ein Zellgift. Doch der Mensch kommt durchaus sein ganzes Leben lang mit einer geringen Menge Alkohol gut klar. Es gibt keinen Grund, abstinent durchs Leben zu gehen – es sei denn, du brauchst Alkohol plötzlich nicht mehr. Natürlich kann Alkohol einen Menschen komplett zugrunde richten. Wirklich schlimme Alkoholiker machen in den Notfallaufnahmen der Krankenhäuser mehr Sorgen als es heroinkranke Menschen tun. Trotzdem trinke ich bis zum heutigen Tage Alkohol, allerdings in meinem reiferen Lebensalter in deutlich abgeschwächter Form. Mittlerweile reicht mir eine Flasche Weißwein in drei Wochen. Heute weiß ich, dass ich in jungen Jahren die beruhigende Wirkung des Bieres gebraucht habe, um nicht komplett durchzudrehen. Denn ein grundlegender Charakterzug von mir erinnert an ein nervöses Rennpferd in seiner Startbox. Doch wenn du engagiert über Jahre hinweg jeden Tag vier Bier trinkst, kannst du ein nervöses Rennpferd zu einem in sich selbst ruhenden Buddha konvertieren.

Du musst schlichtweg aufpassen, dass du Alkohol erwischst, in dem nicht viel Zucker steckt. Dummerweise sind die Hersteller von Alkoholika nicht verpflichtet, irgendwelche Zutaten auf ihre Flaschen zu drucken. Manchmal findest du auf ausländischen Flaschen eine komplette Zutatenliste abgedruckt. Dann erschrickst du vielleicht, was da so alles in deinem Pastis oder Absinth drin steckt. Wodka, Korn, Aquavit, Tequila und Whisky hingegen enthalten niemals zugesetzten Zucker. Kaufst du von diesen Spirituosen sehr hochwertige Ware, ist das sicherlich die gesündeste Art, Alkohol zu konsumieren. Da halten nur noch hochwertige trockene Weine mit. In Likören oder bunten Spirituosen steckt gerne die meiste Menge an Farbstoffen und Zuckerzusatz. Gönne dir mal den Spaß und trockne ein ganzes Glas voll farbigem Likör auf der Heizung. Die Flüssigkeit wird verdampfen und der Zucker bleibt übrig. Die Mengen sind erschreckend. Ein weltbekannter deutscher Kräuterlikör, der offensichtlich gerne von Jägern getrunken wird, enthält mehr Zucker als Cola.

Alkohol an sich hat eine sehr positive Auswirkung für Diabetiker, denn reiner Alkohol senkt immer der Blutzucker. Der Grund dafür ist relativ kompliziert. Die Leber ist die chemische Fabrik deines Körpers. Die Leber ist sowohl zuständig für den Abbau des Alkohols als auch für die Herstellung des Blutzuckers. Und wenn die Leber mit beiden Aufgaben gleichzeitig vertraut wird, dann entscheidet sie sich zuerst für den Abbau von Alkohol. Mit anderen Worten: Solange die Leber mit dem Abbau von Alkohol beschäftigt ist, wird sie keinen Blutzucker herstellen und der Blutzuckerspiegel sinkt. Das kann beim insulinpflichtigen Diabetiker dramatische Folgen haben. Denn wenn du Insulin spritzen musst und dir dann richtig die Kante gibst, kannst du in der Nacht lebensbedrohlich unterzuckern. Denn wie heißt es so schön auf dem Land? Schnaps ist das Insulin des armen Mannes.

Aber damit ist die Geschichte vom Alkohol noch nicht zu Ende erzählt. Denn Alkohol enthält wirklich viele Kalorien. 100 Gramm Alkohol kommen auf 700 Kalorien. (Und dir ist natürlich bewusst, dass ich damit den Allerweltsbegriff »Kalorien« benutze, denn in Wirklichkeit müsste ich statt Kalorien korrekterweise Kilokalorien sagen. Doch wir neigen dazu, einfach nur Kalorien zu sagen. Das ist allerdings so falsch, als würdest du zu Kilometer immer Meter sagen. Gehe mal in den Baumarkt und bestelle sieben Kilometer Teppich. Dann bekommst du einen guten Eindruck davon, wie falsch wir das mit den Kalorien handhaben.) 100 Gramm Fett kommen auf 900 Kalorien, das ist also nicht viel mehr als Alkohol. Obwohl die Kalorien aus Alkohol das Insulinsystem in Ruhe lassen, führen sie trotzdem dazu, dass du dick bleibst. Denn Alkohol macht Appetit. Zusätzlich fördert übermäßiger Alkoholkonsum die Einlagerung von Fett am Bauch. Dies trifft ganz besonders für Bier zu. Frauen sind von diesem Effekt extrem betroffen. Zu guter Letzt hemmt der Konsum von Alkohol deinen Fettstoffwechsel. Denn obwohl dein Gehirn Alkohol (eventuell) liebt, sieht deine Leber Alkohol generell als Gift an. Die Leber kümmert sich immer und sofort um den Abbau des toxischen Alkohols. Wenn sie dies tut, dann treten andere Aufgaben in den Hintergrund. So auch der Fettstoffwechsel. Du kannst Diabetes durchaus auf natürlichem Wege in den Griff kriegen und trotzdem jeden Tag ein Gläschen Wein trinken. Meinetwegen auch zwei Gläschen. Doch wenn du richtig schlank aussehen und im Sommer mit einem Sixpack glänzen willst (ja, das können auch 60-Jährige schaffen), dann wirst du freiwillig vollständig auf Alkohol verzichten wollen.

Im Endeffekt ist die Sache mit gesunden Getränken ganz einfach. Das gesündeste Getränk für den Mensch ist Wasser. Das ist logisch und sinnvoll. Denn in der Natur trinken alle Lebewesen Wasser und wir Menschen bestehen zu 75 Prozent aus Wasser (bei der Geburt sogar zu 95 Prozent). In welcher Form du Wasser trinkst, ist vollkommen ohne Belang. Doch achte darauf, dass keine Chemie im Wasser steckt. Das ist heutzutage leider mehr immer der Fall, denn die Industrie will uns aromatisiertes Wasser unterjubeln.

Trinke zur Durstlöschung also normales Wasser, und zwar gerne 1,5 Liter am Tag. Je mehr Wasser du über den Tag trinkst, desto leichter fällt dir deine Gewichtsabnahme. Wenn du für den Genuss beim

Essen Alkohol konsumieren möchtest, dann wähle trockene Weine. Ob rot oder weiß spielt keine nennenswerte Rolle. Und wenn du mal eine richtige Party feiern möchtest, kannst du zu klaren Schnäpsen greifen.

Alle anderen Getränke braucht kein Mensch. Natürlich mache ich an dieser Stelle gerne eine Ausnahme für Kaffee und Tee. Kaffee und Tee darfst du trinken, aber natürlich solltest du dir davon nicht vier Liter am Tag reinhauen. Achte darauf, dass auch in deinem Tee und Kaffee keinerlei Chemie zum Einsatz kommt. Deswegen kaufst du nur höchstwertige Ware, gerne biologisch und fair gehandelt. Schon wenn der Tee aromatisiert ist, handelt es sich in 99 Prozent der Fälle um Chemie. Chemie ändert auf lange Sicht aber immer dein Appetitverhalten und du wirst dick.

Auswärts essen

Wenn du ein paar Regeln beachtest und ein paar Tricks kennst, dann solltest du es schaffen, auswärts essen zu gehen, ohne deinen Blutzucker komplett zu ruinieren. Auch beim Auswärtsessen gelten die elementaren Regeln: Iss keine Chemie, iss keinen Zucker, iss genug Eiweiß und gute Fette. Doch schon bei den guten Fetten fängt es an. Denn viel zu selten steht eine Flasche gutes Olivenöl im Restaurant. Also hast du von jetzt an immer eine kleine Flasche mit gutem Olivenöl dabei. So ausgerüstet kannst du sogar einen Besuch bei einer amerikanischen Bulettenfabrik *relativ* gesund gestalten. Ich möchte dich damit auf keinen Fall auffordern, öfters bei amerikanischen Bulettenfabriken einzukehren. Aber sogar mir passiert das hin und wieder. Nämlich dann, wenn eine deutsche Autobahn gesperrt ist, weil ein niederländischer Rentner seinen Wohnwagen in einer Baustelle auf die Seite gelegt hat. Dann stehe ich stundenlang im Stau, meine Vorräte sind irgendwann erschöpft, ich kriege Hunger und fahre tatsächlich zum Drive-In einer amerikanischen Bulettenfabrik. Ich bestelle in solch einer Ausnahmesituation folgende Dinge: ein Mineralwasser, einen kleinen Beilagensalat mit Hausdressing, eine kleine Pommes mit Mayonnaise und einen doppelten Cheeseburger. Das Hausdressing werfe ich sofort weg (aber man muss irgendein Dressing bestellen, sonst verzweifeln die Mitarbeiter im Drive-In). Natürlich habe ich in meinem Auto eine Flasche Olivenöl gelagert. Also kommt schon mal ein ordentlicher Klecks Olivenöl auf den Beilagensalat. Mayonnaise ist für Menschen mit Diabetes besser als Ketchup, denn in Ketchup steckt sehr viel Zucker. Die kleine Portion Pommes esse ich meist nicht ganz auf. Das tue ich zugegebenermaßen, weil ich Respekt vor den darin enthaltenen schlechten Kohlenhydraten habe. Zu guter Letzt drehe ich den Cheeseburger auf den Kopf. Dann hebe ich die untere Brötchenhälfte (die durch die Drehung jetzt logischerweise oben liegt) ab und werfe auch diese Quelle schlechter Kohlenhydrate weg. Während ich dieses Mahl verzehre, nippe ich zwischendurch immer mal wieder an meiner Olivenölflasche. So schaffe ich es prinzipiell, eine relativ gute Mischung der Makronährstoffe Eiweiß, Fett und Kohlenhydrate hinzubekommen. Außerdem macht mich mein Trick »schlechte Kohlenhydrate entfernen und gute Fette hinzufügen« relativ lange satt.

Noch eine kleine Bemerkung zum Thema amerikanisches Fastfood an Raststätten: Du musst dir im Vorfeld die Mühe machen, herauszufinden, welche Zutaten in den Lebensmitteln der verschiedenen Anbieter stecken. Im Cheeseburger vom Marktführer sind zum Beispiel keine Geschmacksverstärker drin. Das ist gut. Wenn du aber beim selben Anbieter paniertes Hähnchenfleisch in Goldklumpen-Form bestellst, sind Geschmacksverstärker enthalten. Ein anderer amerikanischer Fast-Food-Anbieter pimpt *alle* seine Fleischprodukte mit Geschmacksverstärkern. Ich werde jetzt hier keine dezidierten Details nennen, denn ich habe keine Lust, von milliardenschweren Konzernen irgendwie belangt zu werden.

An einer stinknormalen deutschen Pommesbude ist die Lage deutlich dramatischer. Hier ist nämlich so gut wie alles voller Chemie, schlechter Kohlenhydrate und Geschmacksverstärker. Im Prinzip spräche nichts dagegen, eine Currywurst zu essen. Aber dafür müsste diese Currywurst ohne Zucker und Chemie daherkommen. Das tut sie aber leider nicht. Gleiches gilt für Gyros und Döner. Auch diese beiden im Prinzip gesunden Fleischsorten werden zumeist schon in der Fabrik des Herstellers mit Geschmacksverstärkern versetzt. Die Pommesbude selbst tut das nicht. Aber die Bedienungen in so einer Pommesbude können dir meist gar keine Auskunft über eventuelle Geschmacksverstärker geben. Findest du eine türkische oder griechische Pommesbude, die dir garantieren kann, dass der Döner oder Gyros ohne Geschmacksverstärker daherkommt, dann darfst du gerne zuschlagen. Greife bei der Beilage aber zu Reis und meide Pommes oder weißes Brot. Die türkische Knoblauchwurst Sucuk enthält immer Geschmacksverstärker – zumindest habe ich in meinem gesamten Leben noch nicht eine Sucuk ohne Geschmacksverstärker gesehen. Zur Höchstform laufen die türkischen Pommesbuden auf, wenn sie ein Tagesgericht anbieten. Dieses Tagesgericht ist dann frisch gekocht und schmeckt wie von meiner Oma – wenn sie Türkin gewesen wäre. Noch ist der Einsatz von Geschmacksverstärkern in der konventionellen türkischen Küche verpönt. Gleiches gilt für die indische Küche. Deswegen sind deine Chancen sehr groß, dass du in einem indischen Restaurant gesunde, chemiefreie Kost bekommst. Auch beim Chinesen kannst du essen gehen. Aber vorher musst du ein bisschen für Alarm sorgen. Sag einfach: »Ich habe eine Allergie gegen Geschmacksverstärker, ich bekomme davon Atemnot.« Dieser Trick funktioniert bei mir immer. Denn kein Restaurant möchte, dass ein Gast einen Erstickungsanfall bekommt. Meist kommt der chinesische Koch aus der Küche und zeigt dir alle Pülverchen und Chemie, die üblicherweise in das Essen kommen. Du bestellst diese Zutaten einfach ab und schon hast du frisches leckeres Essen. Auch die vietnamesische Küche arbeitet meist ohne den Zusatz von Geschmacksverstärkern.

Scharf essen

Menschen mit Diabetes sind berüchtigt dafür, einen eher trägen Stoffwechsel zu haben. Der träge Stoffwechsel hat die potenziellen Diabetiker gut durch die entbehrungsreiche Steinzeit gebracht, aber heutzutage kehrt sich dieser evolutionäre Vorteil in einen handfesten Nachteil. Du willst deinen Stoffwechsel also auf Trab bringen. Der Königsweg hierfür ist Sport. Davon handelt das nächste Kapitel. Du kannst deinen Stoffwechsel aber auch auf Trab bringen, indem du deine Speisen scharf würzt. Nimm dazu am besten Chilischoten. Naturheilkundler auf Jamaika setzen Chili seit Jahrhunderten ein, um Diabetes zu behandeln. 2001 konnte eine wissenschaftliche Studie (unter der Leitung von Dalip Ragoobirsingh an einer Universität auf – na wo schon? – Jamaika) die positive Wirkung von Chili auf den Zuckerhaushalt nachweisen. Dabei dreht sich alles um einen besonderen Inhaltsstoff des Chilis. Dieser Inhaltsstoff ist Capsaicin. Capsaicin verursacht, dass mehr körpereigenes Insulin im Körper kreist. Besorge dir also frische Chilischoten und gib auf möglichst viele Nahrungsmittel frischen Chili. Alternativ kannst du auch zu einer Chilisauce greifen. Ich kann dir hier guten Gewissens die originale Tabasco-Sauce empfehlen. Die Sauce besteht aus drei Zutaten: Branntweinessig, Chilischoten und Salz.

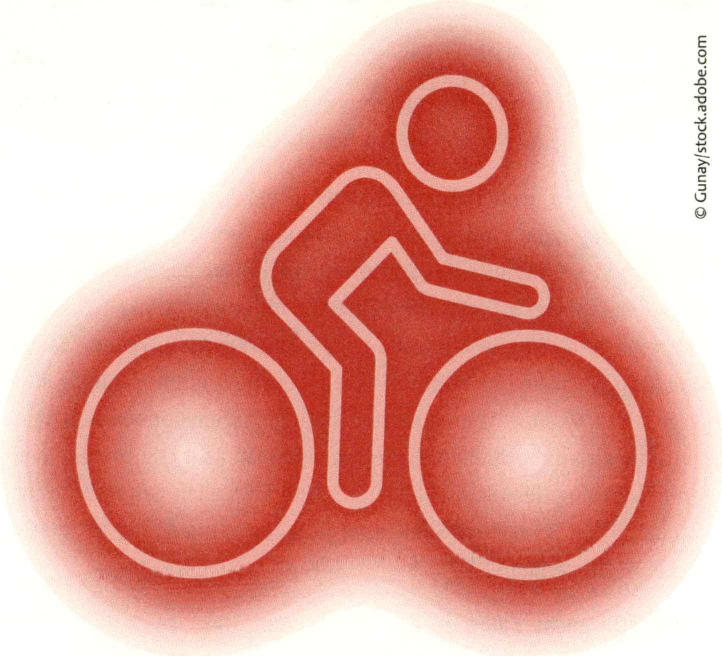

Baustelle 2 – Sport

Sport als Wunderwaffe gegen Diabetes

Sport befördert den Zucker aus dem Blut in deine Körperzellen. Denn Muskelzellen benutzen den Blutzucker als Treibstoff für ihre Arbeit.

Aktive Muskeln senden Hormone aus. Diese Hormone nennen sich Myokine. Myokine sind gesunde Hormone. Sie senken dein Stressniveau und verhindern das Auftreten irgendwelcher Erkrankungen. Bezüglich Diabetes gilt, dass Myokine den Blutzucker senken. Myokine sind eine relativ neue Entdeckung der Wissenschaft. Früher dachte man, dass Muskeln nur Motoren sind. Aber die Schulmedizin lag auch lange falsch, was das Thema Faszien anging. Faszien können sich nämlich aktiv zusammenziehen. Das entdeckte man aber erst mit der Weiterentwicklung der Ultraschallgeräte. Und Fettzellen galten bekanntlich lange Zeit als passive Speicher. Fettzellen können aber aktiv böse Hormone aussenden.

Sport verbraucht Kalorien. Deswegen kann Sport beim Abnehmen helfen. Jedes Gramm, das du weniger wiegst, verhilft dir zu besseren Blutzuckerwerten.

Sport aktiviert das AMPK-Enzymsystem (steht für: adenosin-monophosphataktivierte Protein-Kinase). Dieses Enzymsystem bekämpft aktiv die Resistenz gegen Insulin (S. 24) in deinem Körper. Diese Insulinresistenz ist die wahre Ursache für deine erhöhten Blutzuckerwerte. Ohne Resistenz kein Diabetes mehr.

Sport wirkt besser als die meisten Medikamente

Viele Tabletten schaffen mit Ach und Krach eine Verbesserung deines Langzeit-Blutzuckerwerts HbA1c um ein Prozent. Das schaffst du locker auch mit Sport. Denn wenn du regelmäßig Sport treibst, mindert sich deine Insulinresistenz. Die Insulinresistenz ist ursächlich für deinen Diabetes. Es gibt jedoch einen großen Irrglauben zum Thema Sport: Allein durch Sport wirst du nicht abnehmen! Jetzt wirst du sagen: »Aber Sport verbraucht Kalorien und wenn ich Kalorien verbrauche, werde ich auf lange Sicht schlank.« Deine Sport-Theorie ist gut, aber sie versagt in der Praxis. Die grausame Wahrheit ist, dass du wegen Sport eher zunehmen wirst. Denn du wirst dir denken: »Ach, jetzt habe ich so viel trainiert, jetzt muss ich ein bisschen mehr essen, um meine Muskeln zu versorgen.« Geradezu unmöglich wird es dir, durch Sport abzunehmen, wenn du weiterhin schlechte Dinge isst. Das folgende Beispiel sollte dir zu denken geben.

Wenn du zu einem amerikanischen Burger-Palast gehst und dort das große Menü mit dickem Cheeseburger, großer Pommes, großem Erfrischungsgetränk, Salat mit Hausdressing und einem Eis zum Nachtisch wählst, hast du etwa 2400 Kalorien zu dir genommen. Jetzt stellt sich die Frage, wie viel Sport du treiben musst, um 2400 Kalorien wieder abzutrainieren. Wohlgemerkt hast du dann nicht ein Gramm Gewicht verloren, du hast lediglich dein Gewicht gehalten. Ich wollte diese Frage beantworten und habe mir deswegen eine teure Pulsuhr gekauft, die über eine Kalorienzähl-Funktion verfügt. Ich habe das Menü des Burger-Palastes nicht gegessen – das war mir dann doch zu viel des Realitätsgedankens –, sondern habe meine üblichen Haferflocken gefrühstückt und mich auf mein Rennrad gesetzt. Ich bin losgeradelt, bis mir die Pulsuhr einen Verbrauch von 2400 Kalorien bestätigte. Ich bin 107 Kilometer weit gekommen. Ich bin in der Ebene gefahren, ich hatte eine Durchschnittsgeschwindigkeit von 25 km/h und es herrschte an diesem Tag ziemliche Windstille. Kein normaler Deutscher fährt 107 Kilometer Rad, wenn er beim Bullettenbräter richtig zugeschlagen hat. Stattdessen ist es der Deutschen liebster Volkssport, mit zwei Fahrrädern auf dem Autodach zum Baggersee zu juckeln und dort acht Kilometer Fahrrad zu fahren. Das ist dann ein ganz kleines bisschen schweißtreibend und kurbelt den Stoffwechsel an. Und weil es so »anstrengend« war, setzen sich die Leute guten Gewissens hin und essen dann in der Bude am Parkplatz ein Stück Kuchen und trinken einen großen Milchkaffee. In diesem Moment sind sie dicker geworden. Denn in Kucken und Milch stecken mehr Kalorien, als sie bei 30 Minuten radeln verloren haben. Wir können darüber diskutieren, ob es für die Gesundheit dieser Radler besser ist, dass sie irgendwann fitte Dicke werden. Aber dick bleiben diese Pseudo-Sportler auf jeden Fall.

Vergiss also, dass du Sport treiben musst, um abzunehmen. Du musst deine Ernährung umstellen, um abzunehmen! Wenn du dann abgenommen hast, wird sich in deinem Körper von ganz allein ein Wunsch nach körperlicher Betätigung regen. Deinen Muskeln wird langweilig, wenn sie nicht durch Junk-Food betäubt werden, sie sich aber auch nicht durch Sport austoben dürfen. Solltest du vor deiner Ernährungsumstellung bereits Sport betrieben haben, dann mache einfach weiter damit. Wenn du bisher völlig unsportlich warst, stelle erst deine Ernährung um und warte, bis dein Körper Sport machen möchte. Wenn es so weit ist und du Sport machen willst, gebe ich dir folgende Tipps.

Dein Trainingsplan

Wie dein Trainingsplan aussieht – und ob er Sinn und Zweck hat –, ist völlig nebensächlich. Dein Trainingsplan stellt eher ein Trainingstagebuch dar. Wenn du also am Montag Fahrrad gefahren bist, trägst du an diesem Montag ein: »Ich bin zwei Stunden Fahrrad gefahren.« Du glaubst gar nicht, wie schnell die Zeit vergeht und schwupps sind 14 Tage vergangen, an denen du keinen Sport gemacht hast. Dann stehst du 14 Tage später vor deinem Trainingsplan und siehst die große Lücke. Allein diese Einsicht, dieser Blick auf die leeren Tage lässt dich öfter trainieren, als du es ganz ohne Plan machen würdest. Ohne dass du irgendetwas planen musst oder dich irgendwie anstrengen musst, wird dieses Trainingstagebuch dazu führen, dass du regelmäßig Sport treibst. So gehst du eine Saison lang vor, also zwölf Monate. Erst im nächsten Jahr kaufst du dir Trainings-Ratgeber und schreibst dir einen persönlichen Trainingsplan. Dann trainierst du wirklich nach Plan, um besser zu werden.

Ausdauertraining ist kein Rennen

Der größte Anfängerfehler ist es, sich beim Training direkt zu sehr zu verausgaben. Mal abgesehen von der theoretischen Gefahr, dass du dann mit einem Herzinfarkt tot umfallen kannst – was gar nicht so selten vorkommt –, ist überschwelliges Ausdauertraining für deine Gesundheit nicht förderlich. Du sollst dir eine Pulsuhr kaufen und im Grundlagenausdauerbereich trainieren.

- Du sollst mit 70 Prozent deines Maximalpulses trainieren. Deinen Maximalpuls errechnest du mittels der Formel: Maximalpuls = 220 minus Lebensalter
- Gesundheitsförderliches Training findet bei 70 Prozent des Maximalpulses statt. Trainiere zweimal in der Woche für 30 bis 60 Minuten.

Ich kenne ungefähr zwanzig Menschen in meinem Alter, die regelmäßig mit mir radeln. Es sind logischerweise nicht immer dieselben Menschen bei denselben Trainingsrunden, aber über das Jahr gesehen treffe ich zwanzig Menschen, von denen ich weiß, wie sie trainieren. Von diesen zwanzig Hobbyradlern halten sich nur ein ehemaliger Amateur-Radrennfahrer und meine Wenigkeit an die Anweisungen ihrer Pulsuhren. Alle anderen Sportler besitzen eine Pulsuhr, aber sie haben diese entweder nicht eingeschaltet oder missachten ihre Alarmzeichen. Die achtzehn Radsportler, die nicht auf ihre Pulsuhr achten, trainieren nach einem ganz einfachen Verfahren: Sie radeln generell am Anschlag. Das macht ihnen Spaß, dann sind sie nach zwei Stunden ausgepowert, fallen todmüde aufs Sofa und können abends zwei Pizzen essen. Dummerweise werden sie so niemals richtig gut auf dem Rad und höchstwahrscheinlich werden sie deswegen sogar etwas früher sterben. Denn solch ein falsches Trainingsverhalten belastet den Organismus mehr, als dass es dir Gesundheit bringt.

Gesundheitsförderliches Training ist kein Rennen! Du musst langsam unterwegs sein, auf jeden Fall musst du viel langsamer unterwegs sein als du eigentlich könntest. Nach etwa einem halben Jahr mit Grundlagenausdauer, wirst du trotzdem plötzlich explodieren. Dein Herz schlägt langsamer, du kannst dich nicht mehr kaputtfahren. Du hast deine Ausdauer auf eine breite Grundlage gestellt, sodass du nie Gefahr läufst, dich zu überanstrengen, selbst wenn du mal einen Berg mit hohem Tempo hochfahren solltest.

Wenn du eine Pulsuhr besitzt, solltest du mit ungefähr 70 Prozent deiner maximalen Herzfrequenz trainieren. Du kannst deine maximale Herzfrequenz abschätzen, indem du von der Zahl 220 dein Lebensalter abziehst. Ich bin jetzt 56 Jahre alt, meine maximale Herzfrequenz liegt also bei etwa 164. Mein gesundheitsförderliches Ausdauertraining erreiche ich bei einem Puls von ca. 115. In der Realität höre ich auf zu strampeln, sobald ich die 120 erreicht habe, und gebe Gas, wenn mein Puls bei 110 liegt. Ich halte mich wirklich an diese Regel. Zu Beginn der Saison werde ich von drahtigen Omas auf einem Dreigangrad mit Einkaufskörbchen überholt – ohne Pedelec. Darin besteht die wahre Leistung schlauen Ausdauertrainings – langsam machen und dafür lieber etwas länger.

Zudem musst du dein Training in Phasen absolvieren. Wenn du über 40 Jahre alt bist, darfst du nicht mehr jeden Tag trainieren. Du sollst maximal zwei Tage hintereinander trainieren, dann machst du einen Tag Pause. Und wenn du in diesem Rhythmus zwei Wochen durchtrainiert hast, machst du eine ganze Woche Pause. Denke daran, dass dein Körper in den Pausen seine Leistung aufbaut. Das Training dient nur dazu, den Trainingsreiz zu setzen. Schneller wirst du in den Regenerationszeiten zwischen dem Training.

Du brauchst nicht unbedingt eine teure Pulsuhr, um dein Training zu überwachen. Die allerbilligste Pulsuhr vom Discounter für etwa 15 Euro ist absolut ausreichend. Und auch generell brauchst du kein teures Equipment für Sport. Zum Schwimmen benötigst du nur eine alte Badehose, Joggen kannst du in alter ausgemusterter Kleidung und Schuhen, Fahrradfahren kannst du auch auf Opas altem Herrenrad. Du bist dann lediglich langsamer als auf einem 12 000 Euro teuren Carbonrenner. Aber der Trainingseffekt ist genauso hoch und Spaß macht es auch.

Krafttraining ist sinnvoll

Je mehr Muskeln du hast, desto besser wird dein Langzeitwert für Blutzucker sein. Denn Muskeln verbrauchen sogar dann Kalorien, wenn du auf dem Sofa liegst. Allerdings bist du von deiner Veranlagung her kein Mensch, dem die Muskeln von ganz alleine wachsen. Wäre das der Fall, würdest du dieses Buch nicht lesen und wärst nicht dick geworden. Auch beim Thema Krafttraining lautet mein bester Tipp: Stelle deine Ernährung um, bevor du mit Krafttraining beginnst. Denn wenn du weiter Junk-Food zu dir nimmst und dann Eisen biegst wie ein Verrückter, werden deine Muskeln unter deiner Fettschicht wachsen. Du wirst dann noch unförmiger aussehen als aktuell. Außerdem ist es ein vollkommen deprimierender Vorgang, wenn du nach einem mühsamen Krafttraining keine stahlharten Muskeln anfassen kannst. Vermeiden solltest du in jedem Fall Lebensmittel, die hormonelle Komponenten enthalten. Als ich Bier, Milch, Zucker, Weißmehl und Soja aus meinem Speiseplan gestrichen habe, kam es mir vor, als hätte ich Testosteron gespritzt. Mein ganzer Körper war plötzlich viel männlicher. Schlanker, aber männlicher. Es war so, als hätte ich vorher Hormontabletten für Frauen geschluckt. Stelle also deine Ernährung um und mache dann einmal pro Woche anständig Krafttraining. Öfter musst du die Gewichte nicht stemmen. Aber es ist wichtig, dass du einmal in der Woche wirklich anständig trainierst. Anders als beim Ausdauertraining – bei dem du extra langsam machst – musst du beim Krafttraining jedoch einmal kurz an deine Grenzen kommen. Jeder Kraftsportler weiß, dass nur die letzten zwei Wiederholungen einer Übung die wichtigen Wiederholungen sind, die die Muskeln wachsen lassen. Die Wiederholungen davor dienen nur dazu, die Muskel zu ermüden. Erst wenn dein Muskel merkt, dass er zu schwach ist, entsteht in ihm ein hormoneller Reiz, Muskelmasse zuzulegen.

Es gibt viele verschiedene Trainingstheorien für Kraftsport. Nachdem ich sehr viel Literatur durchforstet habe und selbst viel ausprobiert habe, rate ich dir zu folgendem Vorgehen:

- Mache Kraftsport mit deinem eigenen Körpergewicht!
- Trainiere Kraftsport einmal in der Woche, aber anständig!
- Wähle für jede Übung einen Schwierigkeitsgrad, mit dem du etwa 10 bis 15 Wiederholungen einer Übung schaffst.

Wenn du also Liegestütze machen willst und merkst, dass du nur einen korrekten Liegestütz auf dem Fußboden schaffst, musst du die Liegestütze vereinfachen. Dazu kannst du deine Hände auf der Sitzfläche eines Stuhls ablegen, dadurch ist die Übung wesentlich einfacher. Noch einfacher ist es, die Hände auf der Oberfläche eines Tischs abzulegen. Am einfachsten ist es, wenn du dich schräg an einer Wand abstützt. In einer dieser Positionen führst du dann deine Liegestütze aus. Zehn Wiederholungen solltest du locker schaffen. Bei Nummer elf bis dreizehn solltest du langsam etwas merken. Die letzten zwei Liegestütze sollten dir dann wirklich schwerfallen. Wenn jemand in den Raum käme und dir in diesem Moment eine Million Euro für weitere Liegestütze bieten würde und du könntest tatsächlich doch noch zwei Liegestütze drücken, dann hast du zu wenig Belastung gewählt.

Zwischen den einzelnen Übungen machst du eine Minute Pause. Nicht mehr, nicht weniger. Du musst bei jeder Übung nur einmal bis zu diesem Punkt des Muskelversagens gehen. Es bringt dir nur acht Prozent Muskelwachstum, die Übung komplett nochmal durchzuziehen. Aber es kostet dich einhundert Prozent mehr Zeit.

Ich gebe dir jetzt meinen Plan für Kraftsporttraining. Die meisten Übungen machst du nur mit deinem Körpergewicht, was den großen Vorteil hat, dass du keine muskulären Dysbalancen ausbilden kannst. Denn das ist die große Gefahr, wenn du an Maschinen trainierst. Deine Muskeln wachsen zwar an der einen Stelle, aber die an der Gegenseite vorhandenen Haltemuskeln werden nicht mittrainiert. Und irgendwann bekommst du Rücken- oder Schulterschmerzen. Das nennt sich muskuläre Dysbalance.

Übung 1: Klimmzüge

Klimmzüge sind eine Horrorübung. Ich nehme an, du bist im Moment unsportlich, untrainiert und hast einen Schwabbelbauch (so sah ich aus, als ich meine Diabetes-Diagnose bekam). Wenn du dich in diesem Zustand an eine Stange hängst, um Klimmzüge zu machen, wirst du wahrscheinlich im Krankenhaus enden, weil du dir deine Schulter auskugelst. So wie das Sixpack am Bauch der unbestechliche Gradmesser für Schlankheit ist, so sind Klimmzüge ein unbestechlicher Gradmesser für Fitness. Denn du schaffst nur dann Klimmzüge, wenn du kräftig und schlank zugleich bist. Vergiss es also, sofort richtige Klimmzüge machen zu wollen.

Für deine Klimmzüge brauchst du eine Querstange. Die Stange muss superfest und stabil sein. Vielleicht hast du Glück und in deinem Keller oder deiner Garage gibt es eine solche Stange. Ansonsten kannst du dir im Sportgeschäft eine Stange kaufen und sie im Türrahmen oder an der Wand anschrauben. Toll klappt das Training auf einem Kinderspielplatz. Dort findest du ein komplettes Bodybuilding-Studio. Wie ich bereits sagte, musst du die Klimmzüge unbedingt entschärfen. Ich habe jetzt zwei Jahre wirklich regelmäßig trainiert und zuvor 30 Kilo abgespeckt und schaffe trotzdem mit Mühe und Not zwei echte Klimmzüge. Es gibt zwei Möglichkeiten, wie du Klimmzüge entschärfen kannst. Erstens: Du machst nur Klimmzüge nach unten. Du stellst also einen Stuhl vor deine Querstange, springst vom Stuhl an die Stange, bringst die Stange möglichst schnell an dein Kinn und versuchst dich so lange wie möglich in der Luft zu halten. Wenn du wirklich vollkommen untrainiert bist, wirst du wie ein nasser Sack nach unten fallen. Du siehst, wie wichtig es ist, erstmal Gewicht zu verlieren. Wenn du diese Übung lange genug durchgeführt hast, bist du irgendwann kräftig genug für deinen ersten echten Klimmzug.

Diese Methode ist mir jedoch zu wenig positiv besetzt. Immer gegen die Schwerkraft anzukämpfen und nie aktiv nach oben zu arbeiten, das ist mir zu deprimierend. Aber es gibt noch eine zweite Methode zur Vereinfachung, bei der du mit großen Gummibändern arbeitest. Diese Bänder bekommst du im Sanitätshaus. Du befestigst sie oben an der Querstange und stellst dich unten mit den Füßen in die Gummibänder. Dadurch verringerst du das Gewicht, das deine Schultern nach oben ziehen müssen. Wahrscheinlich wirst du zu Beginn zwei, drei oder vier von diesen Gummibändern brauchen. Wähle deine Belastung so, dass du etwa 10 bis 15 Klimmzüge schaffst.

Mit Klimmzügen trainierst du übrigens die großen Rückenmuskeln, die ein breites Kreuz machen. Aber auch alle Muskeln im Rumpf.

Übung 2: Surfen

Für diese Übung musst du an einer Querstange eine Seilschlaufe befestigen. Ein guter Spanngurt mit ordentlich Zurrkraft hilft ungemein. Du kannst in das Seil noch einen alten Fahrradlenker einfädeln, das ist etwas bequemer zu greifen. Nun hängst du dich mit geradem Rücken und ausgestreckten Armen in das Seil. Das sieht ein bisschen aus wie ein Surfer, der bei ordentlich Wind in seinem Segel hängt. Jetzt ziehst du dich mit deinem Brustkorb zum Seil hin. Am einfachsten ist diese Übung, wenn du fast aufrecht stehst und nur leicht im Seil hängst. Am schwierigsten wird die Übung, wenn du waagerecht unter der Querstange hängst und du deine Füße auf einem Kasten Wasser ablegst.

Mit dieser Übung trainierst du deine Schultergelenke und die Muskeln, die hinten an den Schulterblättern liegen.

Übung 3: Rudern

Im Prinzip machst du dieselbe Übung wie beim Surfen. Der Unterschied ist, dass du deine Hände im Untergriff greifst. Du hältst deine Hände so, als würde dir jemand Waschlotion in deine Handinnenflächen träufeln. Jetzt ziehst du wieder deinen Brustkorb zum Seil, doch diesmal ziehst du deine Ellbogen rechts und links neben deinem Bauch zum Körper. Du trainierst wieder deine Schultermuskulatur, jedoch andere Muskeln.

Übung 4: Liegestütz

Ganz wichtig ist, dass dein Körper steif ist wie ein Brett. Deine gesamte Bewegung kommt nur aus den Armen. Wie ich bereits beschrieben habe, kannst du Liegestütz auf dem Boden, auf einem Stuhl, auf dem Tisch oder an der Wand machen. Keine gute Methode ist es, Liegestütze mit angewinkelten Knien zu machen. Dann verlierst du die Grundspannung in deinem Bauch. Die ist aber wichtig, denn so trainierst du durch Liegestütze gleichzeitig einen flachen Bauch. Wenn dir Liegestütz zu leicht werden, kannst du einen Rucksack mit Büchern aufsetzen. Liegestütze trainieren den ganzen Körper, sorgen aber vor allem für eine stramme Brust.

Übung 5: Situps

Der Begriff »Situps« ist etwas zu hochgegriffen. Wenn du echte Situps machst, besteht die Gefahr, dass du dich an der Wirbelsäule verletzt. Deswegen legst du dich flach auf den Rücken und hebst deinen Oberkörper nur ein ganz kleines bisschen an. Stelle dir vor, jemand würde das Badetuch unter deinem Oberkörper zurechtrücken wollen. Mehr Bewegung muss nicht sein. So bist du nicht schon nach 15 Wiederholungen am Ende deiner Kräfte. Mache so viele Situps, wie du möchtest. Ich mache meistens 30. Diese Situps trainieren vor allem deine Bauchmuskeln.

Übung 6: Superman

Begib dich in Bauchlage und versuche, deinen Oberkörper und deine Beine gleichzeitig anzuheben. Du musst also deinen gesamten Rücken anspannen. Wenn du moppelig bist, ist diese Übung grausam. Wenn du schlank wirst, macht dir diese Übung plötzlich Spaß. Diese Übung trainiert alle Muskeln im Körper, vor allem aber die Rückenmuskeln.

Übung 7: Absenken und Anheben

Stelle zwei sehr stabile Stühle rechts und links neben dich. Drehe die Stühle so, dass die Lehnen zu dir zeigen. Stütze dich mit deinen beiden Händen auf den Lehnen der Stühle ab und lasse deinen Körper durch Einknicken im Ellbogen in die Tiefe sinken. Drücke dich dann wieder hoch. Diese Übung ist für Anfänger sehr schwer. Du solltest also mit deinen Beinen für etwas Unterstützung sorgen. Viel besser als zwei Stuhllehnen wäre natürlich die Benutzung eines echten Barrens. Aber so was haben die wenigsten Hobbysportler zu Hause. Diese Übung trainiert den gesamten Oberkörper, vor allen Dingen aber den Trizeps. Der Trizeps sorgt für zwei Drittel des Umfangs deines Oberarms.

Übung 8: Senkrechtes Heben

Hierfür brauchst du Gewichte. Ich empfehle dir eine Langhantelstange. Die kriegst du gebraucht schon für ein paar Euro. Für den Anfang kannst du aber auch einfach zwei dicke Steine nehmen. Oder irgendetwas Schweres aus Eisen. Im aufrechten Stand hebst du die Gewichte vollkommen senkrecht über deinem Kopf in die Höhe. Kontrolliere die Bewegung am besten in einem Spiegel, da du dazu neigen wirst, in ein Hohlkreuz zu fallen und mehr aus der Brust zu heben. Du sollst das Gewicht aber unbedingt mit den Muskeln heben, die von deinem Hals zu deinen Schultern ziehen. Das trainiert die oberen Schultermuskeln.

Übung 9: Gewichte heben mit Bizeps

Ich liebe es, als letzte Übung meinen Bizeps zu trainieren. Stelle dich aufrecht hin und hebe die Gewichte. Dabei bewegst du lediglich deine Unterarme, die sich im Ellbogen neigen. Alles andere an deinem Körper bleibt stabil. Du trainierst also wirklich nur deinen Bizeps.

Leider ist es mit dem Sport kompliziert

Im Juni 2007 stand ich mit meinem Rennrad auf dem höchsten befahrbaren Alpenpass. Anfang August 2007 bekam ich meine niederschmetternde Diabetes-Diagnose. Bei mir brachte mein Hobby-Sport also keine echte Besserung (aber wahrscheinlich wären meine Werte schon viel eher viel höher gewesen, wenn ich nicht geradelt wäre). Der Grund dafür, warum mein sportlicher Einsatz damals offensichtlich verpufft ist, lautet wie folgt: Meine Ernährung war unfassbar schlecht und ich hatte zu viel Stress. In dem Fall kann auch Hobby-Sport das Ruder nicht mehr herumreißen. Deswegen sage ich immer, dass man zuerst die Baustellen *Ernährung* und *Stressvermeidung* angehen muss, bevor der dritte Baustein, Sport, ergänzt wird.

Es gibt noch eine weitere, ganz vertrackte Sache bezüglich Sport. Nehmen wir mal an, ein moppeliger Mensch erfährt beim Hausarzt, dass sein Blutzucker zu hoch ist. Der moppelige Mensch googelt und sagt sich: »Sport senkt den Blutzucker, ich muss Sport treiben«. Also kauft er sich Joggingschuhe und joggt los. Wieder zu Hause angekommen, misst er seinen Blutzucker und der Wert liegt höher als vor der Trainingsstunde! Da schmeißt die Person unter Umständen die Laufschuhe direkt in die nächste Zimmerecke.

Aber dieses Phänomen tritt regelmäßig auf. Es basiert auf der Tatsache, dass Sport einen untrainierten Körper in Stress versetzt. Stresshormone fluten durch den Körper und lassen den Blutzucker steigen. Deswegen ist gerade zu Beginn des Sportprogramms ein ganz sanfter Einstieg in das Thema *Ausdauersport* von Nöten. 1 Minute stramm spazieren gehen und dann 1 Minute Pause machen und das Ganze für 10 Minuten wiederholen – dieses Trainingsprogramm reicht für einen blutigen Anfänger erst mal vollkommen aus.

Aus diesem Grund halte ich auch nichts von modernen Trainingsmethoden wie zum Beispiel HIT. HIT steht für »hochintensives Training«. Wenn du schon relativ gut trainiert bist, dann kannst du mit extrem hartem, aber sehr kurzem Training dieselben Effekte erreichen wie mit stundenlangem langsamen Ausdauertraining. Du musst dann aber wirklich mehrfach 10 Sekunden bis zum Anschlag sprinten. Als wäre ein Rudel Löwen hinter dir her. Auch das habe ich alles ausprobiert. Ich hatte den Geschmack von Blut im Mund, weil einige meiner Lungenbläschen geplatzt sind. Warum solltest du dir das antun? Dir geht es nicht um Wettbewerbe, dir geht es um deine Gesundheit. Und langsames Ausdauertraining macht Spaß, bringt dich auf andere Gedanken und vertreibt Stresshormone.

NEAT

Aus diesem Grund solltest du zusätzlich zum Sport unbedingt auch auf NEAT setzen. NEAT steht für »Non-Exercise Activity Thermogenesis«. Auf Deutsch bedeutet das »sportunabhängige Aktivitätsthermogenese«, was letztlich einfach die Kalorien, die du am Tag durch Bewegung verbrauchst, obwohl du keinen Sport treibst, bezeichnet.

Um das NEAT-Konzept zu verstehen, müssen wir zunächst ein bisschen rechnen. Ausdauersport verbraucht nämlich weniger Kalorien als du annimmst. Wenn du richtig anspruchsvoll Fahrrad fährst, dann verbrauchst du 650 Kalorien in der Stunde. Wenn du aber nur locker dahinrollst, dann kommst du auf einen Kalorienverbrauch von gerade mal 100 Kalorien pro Stunde. Das ist echt wenig. Wenn du beispielsweise einen halben Schokoriegel isst, nimmst du schon 130 Kalorien zu dir. Eine Möglichkeit, um Kalorien abzutrainieren, wäre es also, dein Ausdauertraining immer extrem hart zu gestalten. Doch davon habe ich dir abgeraten, weil das Stresshormone hervorruft. Bleibt also die andere Möglichkeit, eine sehr schwache Belastung für sehr lange Zeit durchzuziehen. Aber wer kann schon sechs Stunden pro Tag Ausdauersport machen?

Hier schlägt die große Stunde von NEAT. NEAT ist eine körperliche Bewegung, die du stundenlang durchhalten kannst, weil du sie sozusagen überhaupt nicht merkst. NEAT ist nichts anderes als die Imitation des ganz normalen Lebens der Menschen vor dem Zweiten Weltkrieg. Es gab damals keine Aufzüge, keine Rolltreppen, keine elektrischen Helferlein im Alltag, dafür echte Maloche und die Menschen sind zu

Fuß zur Arbeit gegangen. Kurzum, die Menschen waren vor dem Zweiten Weltkrieg locker 12 Stunden pro Tag mit nichtsportlicher körperlicher Bewegung beschäftigt. Und das nennt sich heute neudeutsch NEAT. Versuche also, im Alltag in Bewegung zu bleiben. Musst du auf den Zug warten, dann spaziere derweil den Bahnsteig rauf und runter. Nimm generell keine Rolltreppen. Und so weiter und so fort. Wenn du NEAT schlau einsetzt, dann erhöht NEAT deinen Kalorienverbrauch um 30 Prozent. Damit nimmst du dann tatsächlich ab.

Denke dabei auch unkonventionell. Stelle deinen Schreibtisch etwas höher, sodass du im Stehen an deinem Computer arbeiten kannst. Unter deinen Schreibtisch legst du ein elektrisches Laufband. Auf diesem Laufband schlenderst du mit höchstens 1 km/h, während du oben ganz normal deiner Arbeit nachgehst. NEAT klappt auch beim abendlichen Fernsehgucken. Da rate ich dir aber dazu, auf einem Trimmrad zu sitzen. Du sollst gar keine schweißtreibende Leistung treten. Du sollst einfach nur mit leicht erhöhtem Puls in Bewegung bleiben. Das kannst du stundenlang durchhalten. Das kostet dich auch nicht viel. Ich selbst habe mir ein altes Trimmrad aus den 1980er-Jahren gekauft. Das hat mich 20 Euro auf dem Flohmarkt gekostet. Mein Trimmrad ist wunderbar stabil gearbeitet und hat eine massive Schwungscheibe. Das Radeln darauf macht wirklich Spaß. Ich habe große Teile dieses Buchs oben auf einem Computer geschrieben, während ich unten auf meinem Trimmrad am Strampeln war.

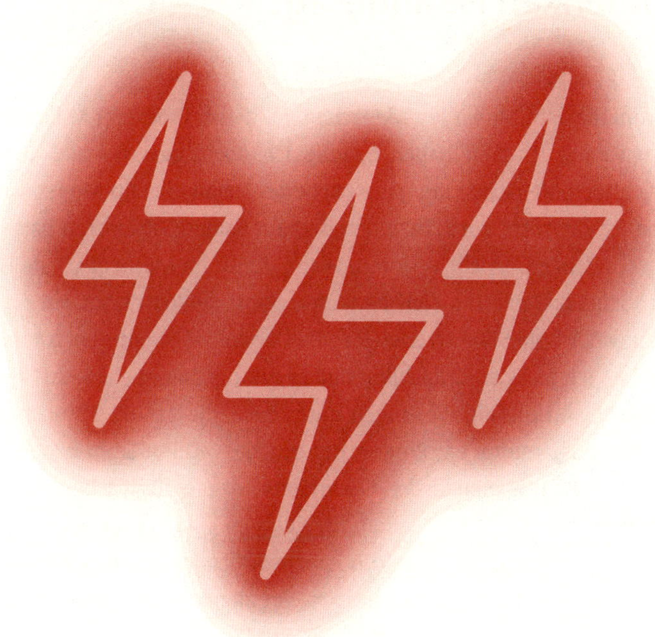

Baustelle 3 – Psyche und Stress

Umdenken ist angesagt

Obwohl die acht Milliarden Menschen auf dieser Erde acht Milliarden verschiedene Psychen haben, glaube ich doch, dass für alle übergewichtigen Menschen ein ganz wichtiges Detail gilt: Im Moment ist deine Psyche nicht zur Gänze bereit abzunehmen. Ansonsten hättest du schon lange Gewicht verloren. Wenn du dir im Moment vorstellst, was »Schlank-Sein« für dich bedeutet, dann denkst du an ein Aussehen wie Arnold Schwarzenegger (die Damen mögen mir entschuldigen, dass ich hier der Einfachheit halber nur die männliche Sichtweise schildern werde). Gut, diejenigen unter euch, die Arnold Schwarzenegger als aufgepumpt empfinden, denken, dass »Dünn-Sein« bedeutet, wie ein Fußballspieler in der Champions League auszusehen. Breite Schultern, Knackarsch und Sixpack gehören zum Dünn-Sein dazu. Doch das stimmt nicht. Arnold oder die Fußballer sehen nur so aus, weil sie extreeeeem viel Sport treiben. Vor allem die Bodybuilder können solche massiven Muskelberge nur aufbauen, weil sie das ein oder andere verbotene Mittel einwerfen. Wenn du lediglich gesund lebst, wirst du niemals solche Muskelberge aufbauen wie Arnold Schwarzenegger es in den 1970ern getan hat. Für viele Männer bedeutet »Gewicht verlieren«, dass sie dürr und klapprig werden würden, sagen wir mal wie Woody Allen. Und wer möchte schon aussehen wie Woody Allen? Deswegen ist es eine immense Einsicht für dich, dass du schmächtiger sein wirst, wenn du Gewicht verlierst. Darauf musst du deine Psyche vorbereiten.

Es gibt noch ein weiteres Problem bei deiner Gewichtsabnahme. Dein schwabbeliges Körperfett täuscht dich bezüglich seiner wahren Größe. Wenn du richtig dick bist, dann denkst du tatsächlich tief in deinem Inneren, dass du kräftig bist. Du fühlst dich wie ein Seeräuber oder wie Bud Spencer. Deine 30 Kilo Übergewicht benötigen in der Tat einige Muskeln, um dieses Übergewicht im täglichen Leben stemmen zu können. Wenn du nun abnimmst, verschwinden auch deine breiten Schultern und deine muskulösen Oberschenkel. Mit diesem Verlust klarzukommen ist schon schlimm genug. Das allerletzte Fett, was an deinem Körper verbleiben wird, findet sich aber am Ende um deinen Bauch. Deswegen gilt das durchtrainierte Sixpack als Gradmesser der Schlankheit schlechthin. Mich stört mein heutiges Zwei-Kilo-Bäuchlein als Schlanker mehr als es vormals mein massiger Zwanzig-Kilo-Bauch getan hat. Das sind alles Dinge, auf die du dich einstellen musst.

Deine Psyche beinhaltet noch ein Hindernis auf dem Weg zu einem neuen Leben. Das sind die gewohnten Muster, die du seit Jahren oder Jahrzehnten liebgewonnen hast. Diese Muster können ganz lächerlich sein. Zum Beispiel, dass du zum Einkaufen auf dem Hinweg immer einen anderen Weg nimmst als auf dem Rückweg. Diese unterschiedlichen Wege hast du ganz am Anfang einmal gewählt, weil irgendwo eine Baustelle war. Diese Baustelle gibt es schon seit 15 Jahren nicht mehr, trotzdem sind deine Hin- und Rückwege seit Jahrzehnten unterschiedlich. Ein mögliches Muster bezüglich deines falschen Essverhaltens wäre, dass du immer zum Kühlschrank gehst, wenn du spät abends nach Hause kommst. Eigentlich hast du überhaupt gar keinen Hunger, aber du gehst halt seit Jahren nach der Heimkehr zum Kühlschrank. Dieses Muster ist in deinem Gehirn verankert. Der Volksmund nennt diese Verankerung von Mustern »der Mensch ist ein Gewohnheitstier«. Wie immer hat der Volksmund recht. Mittlerweile haben Wissenschaftler festgestellt, dass es ungefähr drei Jahre dauert, bis in deinem Gehirn neue (gesunde) Muster unverrückbar verankert sind. Der Ausdruck »neue Muster verankern« bedeutet, dass in deinem Gehirn echte neue Verschaltungen zwischen einzelnen Nervenzellen hergestellt werden müssen. Denn dein Gehirn lässt dich zum Supermarkt oder zum Kühlschrank laufen. Die Mediziner sind noch nicht so weit, dass sie am lebenden Mensch solche einzelnen Nerven-Verschaltungen nachweisen können. Doch solche physiologisch-anatomischen Spitzfindigkeiten sollen uns nicht weiter interessieren. Es ist einfach Fakt, dass drei Jahre lang die Gefahr besteht, dass du in alte Muster zurückfällst – einfach, weil du es gewohnt bist. So gilt es zum Beispiel als große Gefahr für trockene Alkoholiker, dass sie »aus Gewohnheit« den Weg in ihre Stammkneipe zurücklegen. Dort bestellen sie »aus Gewohnheit« ein Herrengedeck – also ein Bier und einen Schnaps. Bis zu diesem Moment war noch gar keine körperliche Sucht im Spiel, es war nur die Macht der Gewohnheit. Mit dem Trinken des Herrengedecks ist jeder gute Wille gebrochen. Es gibt natürlich kein Zurück mehr und aus dem trockenen Alkoholiker wird wieder ein richtiger Alkoholiker.

Die Gefahr, dass du in alte Muster zurückfällst, nimmt über die Zeit exponentiell ab. Bei allen Dingen, die du in deinem Leben ändern möchtest, ist die erste Woche die schwierigste. Deswegen kann ich dir nur empfehlen, alle großen Änderungen in deinem Leben in einem Urlaub durchzuführen, sodass du dich voll und ganz auf die Änderung deines Lebens konzentrieren kannst. Ich kann heute ganz locker in eine Kneipe gehen und dort nur Wasser trinken. Oder ich bestelle in einem amerikanischen Burger-Palast lediglich einen Salat. Feinkostgeschäfte mit belgischen Pralinen interessieren mich schon gar nicht mehr. Aber in der ersten Woche meiner Ernährungsumstellung wäre ich bei allen diesen Gelegenheiten schwach geworden und hätte es niemals geschafft. Nach drei Wochen solltest du aus dem Gröbsten raus sein. Ganz schwierig wird dann noch mal die sechste Woche, vor allem, wenn eine echte körperliche Sucht bestanden hat – wie zum Beispiel beim Rauchen. Ohne Nikotin brechen viele Menschen in der sechsten Woche noch mal komplett ein. Das liegt daran, dass das Fettgewebe an deinen Nebennieren etwa sechs Wochen lang irgendwelche Stoffe speichern kann. Nach sechs Wochen ist dieser Speicher dann leer und es kommt urplötzlich zu einem konkreten Entzugssyndrom. Ob Nikotin oder Geschmacksverstärker spielt eigentlich keine große Rolle. Nach zwei Monaten merkst du dann aber eigentlich nichts mehr von deinen alten Süchten und Vorlieben. Solltest du danach doch noch zurück in dein altes Suchtverhalten fallen, hast du entweder erstens Pech gehabt oder zweitens den größten Kardinalfehler gemacht, den es gibt. Doch der Reihe nach.

Zu erstens: »Hast du Pech gehabt« heißt, dass irgendetwas Unvorhergesehenes in deinem Leben passiert ist – du hast deinen Partner verloren, du hast Ärger auf der Arbeit bekommen, dein Kind ist krank geworden ... Es ist keine Schande, in solch einem Moment wieder in alte Muster zurückzufallen, denn es ist sehr menschlich, das zu tun. Solltest du es in solchen Situationen aber schaffen, die neuen Muster beizubehalten, wirst du danach sehr stolz sein und kräftiger als je zuvor durchs Leben gehen können.

Zu zweitens: Viel häufiger ist jedoch der Kardinalfehler bei jeglichem Wunsch einer Lebensänderung: Die Menschen erlauben sich Ausnahmen vom neuen Leben. Ganz klassisch wäre es zum Beispiel, dass du Samstagabends immer Junkfood essen »darfst« oder dass du jeden Tag ein Stückchen Schokolade isst. So wirst du es niemals schaffen, von künstlichen Aromen und Zucker zu lassen. Es ist nur eine Frage der Zeit, bis dich ein massiver Jo-Jo-Effekt zurück in dein altes Leben schmeißt und du dann fetter dastehst als je zuvor.

Bud Spencer

Deine Psyche hat auch mit deinen Vorbildern zu tun. Ich bin fest überzeugt, dass meine Generation sehr stark durch die Bud-Spencer-Filme der frühen 1980er beeinflusst wurde. Jeder Junge wollte wie Bud Spencer sein – groß, stark und kräftig. Das Problem ist: Einen Mensch wie Bud Spencer gibt es in ganz Europa aufgrund seiner genetischen Disposition vielleicht zehnmal. Aber alle Jungs haben versucht, möglichst viel zu essen und so auszusehen und zu werden wie Bud Spencer. Welches Vorbild bei dir zu einer falschen Entwicklung deiner Essgewohnheiten geführt hat, kannst du nur selbst herausfinden. Ich möchte dir schildern, welche Faktoren bei mir eine Rolle gespielt haben.

Zum einen war es, wie gesagt, Bud Spencer. Aber auch mein Opa – den ich sehr verehrt habe – war ein extrem dicker Mann. Dazu kam das Problem, dass meine Mutter und mein Vater von ihrer Konstitution her sehr schlanke Menschen waren. Meine Mutter sah als junges Mädchen aus wie Audrey Hepburn und mein Vater kam ein bisschen auf Alain Delon heraus. Diese zwei dünnen Menschen haben ein spindeldürres Kind gezeugt, nämlich mich. Ich bekam meine ganze Kindheit von Oma und Opa zu hören, dass ich viel essen muss, damit aus mir mal ein ganzer Mann wird. Ja bitte schön, das hättet ihr euch auch vorher überlegen können – hättet ihr meine Mutter mal besser mit einem bärbeißigen Wikinger zwangsverheiratet. Später, als ich dann als Twen mit meiner damaligen Freundin zusammen war, habe ich nochmal richtig zugenommen. Wie ich heute weiß, lag das an zwei Dingen:

Erstens: Ich war latent unzufrieden mit meinem Medizinstudium und später mit meiner Arbeit im Krankenhaus. Um diese Unzufriedenheit auszublenden, knallte ich mich abends gerne mit vier Flaschen Bier, einem Gyros-Teller und einer Tüte Chips vor den Fernseher. So war das Leben für ein paar Stunden wieder schön.

Zweitens: Auf den anderen Punkt bin ich erst vor ein paar Jahren mit Hilfe einer psychosozialen Beratung gekommen. Ich muss immer das tun, was die Mehrheit der Leute gerade nicht tut. Ich fahre zum Beispiel gerne Rennrad – am allerliebsten in der Abgeschiedenheit der Berge. Das tue ich in erster Linie nicht, weil ich dann Sport treibe, gesund bleibe und lange lebe, sondern das tue ich, weil ich dort alleine bin und nicht den Dumpfsinn ertragen muss, der sich an anderen Orten tummelt. Würde morgen die Mehrheit der Menschen in den Alpen Rennrad fahren, würde ich sofort aufhören und stattdessen am dann leeren Ballermann sitzen und mich während der Happy Hour betrinken. Dieses komische Verhalten von mir war mindestens 15 Jahre lang auch prägend in meinem Essverhalten. Spätestens seit Anfang der 1990er-Jahre wissen die reflektierten und interessierten Menschen in Deutschland, dass gesunde Nahrungsmittel schlank und schlechte Nahrungsmittel dick machen. Meine Frau, die damals noch meine Freundin war, ist solch ein reflektierter und schlauer Mensch. Meine Frau hat sich seit Anfang der 1990er sehr gesund ernährt, zudem betreibt sie täglich Yoga. Sie sah damals – und sie sieht auch heute – fantastisch aus und hat mit ihren 56 Jahren ungefähr den Körper einer gut trainierten 19-Jährigen. Meine Psyche erlaubte es mir 15 Jahre lang nicht, mich – wie meine Frau – gesund zu ernähren. Stattdessen durchquerte der oben beschriebene Charakterzug von mir diese positive Lebenseinstellung. Mein Psychotherapeut und ich haben diesen Charakterzug von mir »Axl« genannt – wegen Axl Rose, dem Sänger von Guns N' Roses. Axl ist mein kleiner Rebell, er zwingt mich, Dinge anders zu machen. Es war letzten Endes ganz einfach, Axl umzuprogrammieren. Ich musste Axl nur darauf einschwören, das zu vermeiden, was heute die allermeisten Menschen tun – nämlich unbeweglich sein, schlechte Dinge essen, fett werden und dann nach 10 Jahren Krankheit viel zu früh sterben.

Es gibt noch eine Tatsache, die ich 20 Jahre lang nicht wahrhaben wollte: Schlechtes Essen macht süchtig. Ich weiß, dass die Industrie diese Tatsache leugnet, und ich weiß auch, dass es keine konkreten Studien gibt, die dies beweisen. Vor allem wird die Industrie immer die Möglichkeit haben zu sagen, dass ihr produziertes Essen nicht dick und süchtig macht. Denn es gibt einen gewissen Prozentsatz an sogenannten High-Gainern in der Gesellschaft. High-Gainer können futtern wie sie wollen, sie bleiben schlank. Ich bin mir aber trotzdem sicher, dass Folgendes gilt: Chemie im Essen, verbunden mit zu viel Fett, zu viel Salz und schlechten Kohlenhydraten, macht süchtig nach solchem Essen. Normales, gesundes Essen schmeckt einem dann einfach nicht. Ich habe 15 Jahre lang mit meiner Frau wunderbar gesunde leckere Gerichte gegessen. Aber das habe ich nur getan, um meiner Frau einen Gefallen zu tun. Insgeheim mochte ich dieses Essen nicht, es schmeckte fad. Nicht selten kam es vor, dass ich zur Pommesbude geschlichen bin und dort heimlich einen Gyros oder Döner gegessen habe (beides kommt meist mit Geschmacksverstärker daher). Es gibt Forscher, die beweisen wollen, dass Chemie im Essen süchtig macht. Ich bin mir sicher, dass in spätestens zwanzig Jahren Zucker genauso geächtet sein wird wie heute Nikotin. Doch es gibt keine Studie, für die es nicht auch eine Gegenstudie gibt, und deswegen bringen uns Studien an dieser Stelle nicht wirklich weiter. Betrachten wir es einfach ganz logisch – wie Mister Spock.

Mister Spock

Alles, von dem du lassen möchtest, von dem du aber nicht lassen kannst, ist eine Sucht. Du willst von schlechtem Essen lassen, kannst es aber nicht. Also bist du süchtig nach schlechtem Essen. So einfach ist das.

Es gibt zwei Extreme, wie eine Sucht auf dich wirken kann. Das eine Extrem ist die körperliche Abhängigkeit, das andere ist die psychische Abhängigkeit. Ein gutes Beispiel für die körperliche Abhängigkeit ist die Heroinsucht, ein gutes Beispiel für die psychische Abhängigkeit ist die Spielsucht. Es steht außer Frage, dass Heroin eine schlimme körperliche Abhängigkeit erzeugt. Auf der anderen Seite ist vollkommen klar, dass der Daddelautomat in der Spielhölle keine chemischen Drogen ausdünstet. Seine Sucht hat rein psychische Macht. Stelle dir also Folgendes vor: Im ersten Beispiel haben wir einen heroinsüchtigen Junkie, der schon sehr heruntergekommen und obdachlos in der Bahnhofsgegend herumlungert und alten Omas die Handtasche klaut oder Navigationsgeräte aus Autos entwendet, um irgendwie ein paar Euro für sein Heroin zusammenzukratzen. Was würdest du diesem Menschen raten, wie er von seiner Heroinsucht wegkommt? Du würdest ihm mit Sicherheit nicht raten, dass es in Ordnung ist, wenn er nur noch am Samstagabend Heroin spritzt. Wenn du ehrlich bist, findest du auch die Gabe von Methadon schwierig. Am liebsten würdest du solch einen Heroinsüchtigen für drei Monate in deinem Keller einsperren, so ähnlich wie das in einem Schwarz-Weiß-Film mit Frank Sinatra mal gemacht wurde. Dort hätte der Junkie dann echt schlechte Wochen zu verleben, aber danach sollte seine Heroinsucht überwunden sein.

Schauen wir auf die andere Person, den Spielsüchtigen, der all sein Geld in Spielautomaten wirft. Du würdest diesem Menschen bestimmt nicht raten, dass er einfach mal aufhören soll mit Daddeln, aber weil der Arme dann ja keine Spielautomaten mehr bedienen darf, soll er in die Wohnung über der Spielhalle einziehen. Außerdem wäre es gut für ihn, wenn er in seiner Wohnung einen Spielautomaten hätte – allerdings wäre der Münzautomat abgeklemmt, sodass er immer umsonst spielen kann. So etwas würdest du doch niemals einem Spielsüchtigen raten. Stattdessen würdest du sagen: »Halte dich nie mehr in der Nähe eines Spielautomaten auf!«

Du siehst, dir ist also eigentlich völlig klar, dass man einer Sucht aus dem Weg gehen muss. Das wussten schon die alten Philosophen. Friedrich Wilhelm Nietzsche wusste: »Es ist leichter, einer Begierde ganz zu entsagen, als in ihr Maß zu halten«. Warum also solltest du dir bei schlechtem Essen eine Ausnahme von dieser ehernen Regel gestatten? Du wirst es nie schaffen, von deiner Sucht nach Zucker oder Geschmacksverstärkern wegzukommen, wenn du dir Ausnahmen erlaubst. Die Leute, die ich kenne und die an ihrer neuen Ernährung gescheitert sind, haben sich allesamt Ausnahmen erlaubt. Alle Menschen, die schlank wurden und ein neues Leben begonnen haben, erlaubten sich *keine* Ausnahmen von ihren neuen Essgewohnheiten.

Aber das Wichtigste, das Allerwichtigste, das Allerallerwichtigste lautet: Du musst dich mit gesunden Nahrungsmitteln bis zum Anschlag satt essen. Dein Magen muss deinem Hirn melden: »Bitte, hör auf zu essen, ich bin pappsatt«. Nur so umgehst du den Jo-Jo-Effekt. Deswegen können auch Diäten nicht funktionieren. Du denkst, mit Diäten müsste es klappen. Du denkst, Süßstoffe müssten funktionieren. Aber das ist Irrglaube. Aus den USA ist das Konzept einer bekannten TV-Show um die Welt geschwappt: »THE BIGGEST LOOSER«. Hier veranstalten massiv übergewichtige Menschen vor den Kameras einen monatelangen Wettkampf, wer am meisten Körpergewicht verliert. Die hochmotivierten Teilnehmer quälen sich täglich im Fitness-Studio und leben eine entsagungsreiche Diät. Tatsächlich specken alle Mitwirkenden imposant ab. Minus 40 Kilogramm gehören zum guten Ton, minus 80 Kilogramm sind keine Seltenheit und minus 90 Kilogramm können den Sieg bedeuten. Die Teilnehmer von Staffel 8 (in den USA) wurden von Forschern begleitet. Schon sechs Jahre nach ihren spektakulären Gewichtsverlusten hatten 13 der 14 Teilnehmer das alte Gewicht wieder drauf.

Jede (!) Diät versagt, nur die Umstellung deiner Ernährung hilft.

Stress reduzieren

Stress ist der am meisten unterschätzte Krankheitsauslöser unserer Zeit. Menschen, die gut mit Stress klarkommen und somit den wunderschön intellektuellen Begriff der Resilienz aufweisen, werden selten krank. Die Natur hat für uns Menschen durchaus stressige Situationen eingeplant. Nur aus diesem Grund können Menschen Stresshormone ausschütten. Doch in der guten alten Zeit (und damit meine ich wieder mal die Steinzeit, in der wir unsere genetische Ausstattung bekommen haben) war Stress eine Sache von maximal 30 Minuten. Dann hatten die Steinzeitmenschen das Mammut erledigt oder das Mammut hatte die Steinzeitmenschen erledigt. Aber wir sind nicht für latenten und dauerhaften Stress ausgelegt.

Dauerhafter Stress setzt vor allem Glucocorticoide frei. Glucocorticoide sind Hormone und echte Stinkstiefel. Ein ganz wichtiges Glucocorticoid ist Cortisol. Im Prinzip kann jede Krankheit durch Glucocorticoide ausgelöst oder verstärkt werden. Ganz klassisch ist dies bei Herzinfarkt, Krebs und Diabetes der Fall. Auch Übergewicht kann durch Stress am Leben erhalten werden. Zum einen, wenn die gestresste Person für ein kurzzeitiges Glücksgefühl immer wieder zu Gummibärchen oder Schokolade greift. Damit nimmt sie unzählige überflüssige Kalorien auf. Hätte die Person keinen Stress, fielen diese Kalorien weg und sie bliebe schlank. Zum anderen gibt es darüber hinaus den Effekt, dass Stresshormone den Abbau von Körperspeck verhindern. Das merken vor allen Dingen perfektionistische Frauen, die im Fitnessstudio die letzten Pfunde wegtrainieren wollen. Wenn das partout nicht klappen will – trotz eines intensiven Sportprogramms und einer entsagungsreichen Diät –, dann wird es an den Hormonen liegen. Der Körper empfindet Stress und versucht verzweifelt (und erfolgreich), die Fettreserven zu behalten. Denn er rechnet mit einer schlimmen Notzeit.

Ein gestresstes Hirn liebt Zucker

Das Gehirn ist der Chef in unserem Körper. Einsame Schiffbrüchige oder Gefangene in unseligen, längst vergangenen Zeiten konnten bis auf das Skelett abmagern, aber das Gehirn behielt seine Größe bis auf den Millimeter bei. Zudem liebt das Gehirn Glukose (Blutzucker) als Nahrung. Ein gestresstes Gehirn sogar besonders. Also existiert bei vielen Diabetikern der fatale Regelkreis: Gehirn ist gestresst → Gehirn fordert Blutzucker für sich → Gehirn sorgt für Insulinresistenz der Körperzellen plus Glukoneogenese in der Leber → Blutzucker steigt → Gehirn bekommt seinen Willen.

Dagegen anzukämpfen erfordert zunächst eine gründliche Reflexion der eigenen Situation und dann den Willen zu echten Veränderungen. Denn der Stress muss weg.

Wie du deinen Stress reduzieren kannst, musst du selbst herausfinden. Stress ist eine sehr individuelle Sache. Ich selbst bin kein Inhaber eines mittelständischen Unternehmens mit 117 Angestellten und ich habe mir auch kein großes Haus gebaut. Diese Stressfaktoren fallen bei mir somit weg. Ebenso mache ich mir nichts aus Luxus und einem dicken Auto. Auch dafür muss ich nicht arbeiten gehen. Trotzdem war es nach meiner Diabetes-Diagnose an der Zeit, eventuelle Stress-Faktoren zu eliminieren. Dazu bin ich mit meiner Frau in einen vierwöchigen Urlaub gefahren. Wir haben uns in diesen Tagen komplett dem modernen Leben verweigert. Wir sind mit Fahrrädern und Campingausrüstung durch Deutschland gefahren. So konnten schon mal die Sprache, die Kultur, die Landschaft und das Wetter keinen Stress auf uns ausüben. Wir sind in dieser Zeit komplett offline gegangen. Wir hatten keine Handys und keine Computer dabei. Niemand wusste, wo wir waren. Wir hatten vier Wochen unsere Ruhe. In diesen vier Wochen empfand ich tatsächlich überhaupt gar keinen Stress. Im ersten Moment scheint dieser Zustand langweilig, weil einfach nichts passiert. Das stressfreie Leben ist eintönig. Aber gerade dafür sind wir

Menschen konstruiert. Nach den vier Wochen habe ich mich bemüht, möglichst viele stressfreie Ansätze mit ins neue Leben zu nehmen.

Unter anderem habe ich mir einen kleinen Safe mit einer Zeitschaltuhr gekauft. In diesen Safe lege ich am Freitagmittag meinen Laptop und mein Smartphone. Ich gönne mir ein Wochenende ohne digitale Störenfriede. Ich lebe am Wochenende wie im Jahr 1992. Wenn meine Kumpels in dieser Zeit etwas von mir wollen, dann müssen sie zu mir kommen und an meiner Tür klingeln. Außerdem bemühe ich mich, immer zur gleichen Zeit aufzustehen und nicht mehr allzu spät in die Nacht zu feiern.

Was hätte mein Opa zum Thema Handy gesagt? Ganz einfach: Für meinen Opa wären Handys unbezahlter Bereitschaftsdienst gewesen. Mein Opa hätte Handys nicht gemocht. Stelle dir einmal vor, in den 1970er-Jahren hätten die Menschen folgendes Angebot bekommen: »Du gehst ganz normal arbeiten, verdienst dein Geld und führst ein ganz normales Leben. Doch zusätzlich gebe ich dir eine Kiste mit, die du ständig dabei haben musst und die völlig unvorhersehbar klingelt. Manchmal klingelt die Kiste morgens, manchmal abends, manchmal in der Nacht und wahlweise auch am Wochenende. Innerhalb von ein paar Sekunden muss du diese Kiste in die Hand nehmen und auf eine Taste drücken.«

Die Arbeitnehmer der 1970er-Jahre hätten sich diesen elektronischen Nervtötern schlicht und ergreifend verweigert. Innerhalb von etwa 15 Jahren haben es die Mobilfunkanbieter aber geschafft, dass unsere Gesellschaft süchtig nach Handys geworden ist. Ich behaupte aber, dass jeder Mensch ohne Handy leben kann. Nichts ist so wichtig, als dass du es sofort klären müsstest. Mal ganz zu schweigen von all den unsinnigen Informationen, die uns die Smartphones bieten. Wenn ich wissen will, wie das Wetter wird, reicht mir ein Blick aus dem Fenster. Oder ich nehme zur Sicherheit einfach eine Regenjacke für alle Fälle mit. SMS, die »Schatz, mein Zug kommt pünktlich« zum Inhalt haben, sind völlig nutzloser Nerven-Ballast. Ich empfinde es als unhöflich, wenn Menschen bei einer Einladung zu einem schönen Essen ihre Handys auf den Tisch legen. Mir kommt es dann so vor, als könnten sie sich nicht auf die Kommunikation mit den anderen Gästen einlassen. Ich denke, dass sogar Partnerschaften in Gefahr sind, wenn man zu oft am Handy rumhängt, statt sich um den Partner zu kümmern. Deswegen kann ich dir nur dringend raten, echte Handy-Pausen einzulegen.

In der Woche schaue ich nur einmal am Tag – nämlich um 15:00 Uhr – auf mein Smartphone und in meine E-Mails. Von 15:00 bis 16:00 Uhr mache ich Homeoffice und melde mich zurück. Mein beruflicher Erfolg ist durch mein Verhalten keineswegs geschmälert worden. Ganz im Gegenteil. Ich habe meine geschäftlichen Vorgänge optimiert. Smartphones und Computer sind für die meisten Menschen heutzutage de facto Zeitdiebe. Sie könnten uns so viel Zeit schenken. Das tun sie aber nicht, weil wir den ganzen Tag am Smartphone unsinnige Dinge daddeln.

Wenn du gestresst bist, kannst du unter folgenden Problemen leiden:

- Du fängst plötzlich an zu weinen.
- Du bekommst weiche Knie.
- Du hast das Gefühl, einen Kloß im Hals stecken zu haben.
- Dir wird ganz flau im Magen.
- Du atmest schneller und flacher.
- Du hast einen ganz trockenen Mund.
- Du fängst plötzlich an zu schwitzen.

Wenn du überlastet bist, können folgende Alarmsignale auftreten:

- Du bist erschöpft.
- Du bist unkonzentriert.
- Du hast Probleme, dich zu erinnern.
- Du bist gereizt.
- Dein Magen schmerzt.
- Deine Muskeln schmerzen.
- Du leidest unter Kopfschmerz.
- Dein Rücken tut weh.
- Du stotterst.
- Deine Hände zittern.

Die Folgen von Dauerstress betreffen nahezu jedes Körperteil

- Du leidest unter Bluthochdruck oder Diabetes.
- Deine Gefäße verkalken.
- Du bekommst einen Herzinfarkt oder Schlaganfall.
- Dein Cholesterinspiegel ist erhöht.
- Du bekommst einen Hörsturz oder Tinnitus.
- Du hast Kopfschmerzen oder Migräne.
- Deine Muskeln sind verspannt.
- Dein Verdauungssystem arbeitet nicht normal.
- Du bekommst Geschwüre in Magen oder Darm.
- Du kannst nicht mehr gut einschlafen oder durchschlafen.
- Du entwickelst Asthma.
- Da dein Immunsystem geschwächt ist, wirst du öfter krank.

Stress macht Diabetes, aber Diabetes macht auch Stress

Bisher ging es immer um irgendwelchen Stress, der Stresshormone in deinem Körper anfluten lässt. Diese Stresshormone heben deinen Blutzucker, denn in der Steinzeit bedeutete Stress immer Überlebenskampf, also Adrenalin und Blutzucker am Start, damit gekämpft oder geflüchtet werden konnte. Doch es geht auch anders herum. Die Tatsache, dass du Diabetes hast, stresst dich. Sogar solche Resilienz-Granaten wie meine Oma werden durch Diabetes gestresst – obwohl ich zugeben muss: nicht allzu doll.

Ich will kurz auf die sechs Phasen eingehen, die Stress, der durch Diabetes ausgelöst wird, durchläuft.

1. Distanzierung und reduziertes Engagement: Du nimmst dich deutlich zurück. Du fährst deine Leistungskraft herunter. Du entwickelst eine Abneigung gegenüber deinem Diabetes. Bei dir stellt sich das Gefühl ein, dass du vom Schicksal ungerecht behandelt worden bist. Bereits in dieser Phase mag es zu deutlichen Einschränkungen deiner

Lebensqualität kommen. Du neigst dazu, viele Flüchtigkeitsfehler zu machen.

2. Emotionalisierung: Sehr oft stellen sich Kranke in dieser zweiten Stufe selbst die Frage »Wer ist schuld an meiner Situation?«. Die Antwort lautet dann häufig »Ich bin selbst schuld.«. Diese Antwort jedoch hat negative Auswirkungen auf dein Gemüt. Deswegen sind Symptome einer leichten Depression kennzeichnend für diese Phase. Zum Gefühl deiner Schuld stellt sich ein Gefühl der Hilflosigkeit ein. Deine Situation scheint ausweglos. Du malst deine Zukunft in schwarzen Farben. Für Außenstehende ist es deutlich spürbar, dass du dein Wesen änderst. Du bist leicht reizbar und neigst zu Wutausbrüchen. Am meisten leiden Freunde und Familie darunter, denn in der Arbeitswelt oder der Gesellschaft ist deine Hemmschwelle höher, deine Wut rauszulassen.

3. Du baust ab: Die Entwicklung deutete sich schon in den ersten zwei Stufen an, doch nun kannst du es nicht länger leugnen: Deine Leistungsfähigkeit verringert sich deutlich. Deine Akkus sind leer. Dein Geist und dein Körper fahren nur noch im Notprogramm.

4. Du wirst gleichgültig: Wenn dir egal ist, was um dich herum geschieht, ist die Phase deines Burn-Out-Prozesses bereits so weit, dass du keine Emotionen mehr verspürst. Mit deiner Gleichgültigkeit verletzt du liebe Angehörige. Oft kommt es vor, dass du dir selbst unbewusst eine Prophezeiung erfüllst. Viele Kranke sagen in dieser Phase »Ich kann mich sowieso auf niemanden mehr verlassen.«. Und wenn dann die engsten Freunde und Familienmitglieder keinen Kontakt mehr zu dir suchen (weil du so unausstehlich bist), hast du tatsächlich recht behalten. Man vereinsamt immer mehr.

Self-fulfilling prophecy – es geht sogar noch schlimmer

Es gibt Diabetiker, die Nacht für Nacht heimlich Unmengen an Pizza, Pommes, Kuchen oder Chips verzehren. Natürlich wissen all diese Personen, dass das nicht gut für ihre Krankheit ist. Auf den ersten Blick sieht es so aus, als hätten diese Menschen nicht genug Willenskraft. Doch auf den zweiten Blick ist es das, was der Amerikaner als *self-fulfilling prophecy* bezeichnet. Die Erfüllung der selbst vorhergesagten Prophezeiung (hier: Diabetes wird mich killen). Pessimisten haben öfter recht.

5. Dein Körper reagiert mit Krankheiten: Es geht hier nicht um die klassischen Folgekrankheiten (S. 30) aufgrund eines schlecht eingestellten Blutzuckers (Diabetes kann deine Nieren, Augen, Adern, Nerven und Füße ruinieren). All diesen Folgekrankheiten liegt ein konkretes zelluläres Prinzip von Ursache und Wirkung zugrunde. Man kann unter dem Mikroskop abschätzen, ob jemand seinen Blutzucker gut eingestellt hat oder nicht. Dazu braucht man lediglich eine kleine Gewebeprobe. Bei Phase 5 geht es aber um psychosomatische Erkrankungen. Der Begriff »psycho-« ist dir geläufig. Es geht um deine Psyche, also deinen Geist. Der Wortteil »-somatisch« kommt von »Soma«, das bedeutet »Körper«. Psychosomatische Erkrankungen sind also handfeste Erkrankungen deines Körpers, deren Ursache jedoch in deiner Psyche liegt. Ein psychosomatisches Leiden, das uns zum Schmunzeln bringt, ist zum Beispiel das Herzklopfen eines verliebten Teenies. Medizinisch gesehen handelt es sich dabei um eine Tachykardie. Psychosomatische Erkrankungen können alle Bereiche deines Körpers betreffen. Ganz klassisch sind jedoch Schmerzen und Verdauungsprobleme.

6. Du brichst zusammen: Wenn du aufgibst und ausgebrannt bist, stehst du vor deinem totalen Zusammenbruch. Du siehst keinen Ausweg mehr. Dein Leben scheint sinnlos. Manche ältere Menschen begehen Selbstmord. Weitaus weniger drastisch wäre der Ausweg, dass du dich in Alkohol oder Drogen flüchtest. Wenn dein Charakter generell für Süchte anfällig ist, könntest du jedoch im Strudel deiner Sucht umkommen, dann wäre das Ergebnis ebenso final letal. Du glaubst, meine Schilderung ist etwas übertrieben? Nein, ist sie leider nicht. Dazu kommt, dass die betroffenen Personen kein Buch wie das meinige lesen wollen. An Menschen mit einem Diabetes-Burn-Out ist gaaaanz schwer ranzukommen.

Die fünf schlimmsten Sätze bezüglich Diabetes-Burn-Out

Das verstehe ich nicht. In diesem Satz schwingt immer eine Entwertung deines eigenen Selbst mit. Manchmal steigert sich dieser Zustand in Selbstmitleid. Eigentlich ist der Satz »Das verstehe ich nicht« nur ein Halbsatz, denn es fehlen noch die Worte »Alle anderen schaffen es doch locker, warum ich nicht«. Erstens solltest du bedenken, dass es manchmal nur so scheint, als hätten es die anderen geschafft. Viele Menschen bauen ihr Leben als großes Trugbild auf. Und zweitens solltest du bedenken, dass es für dich persönlich überhaupt keine Rolle spielt, wie es einem anderen Menschen geht. Du bist du selbst und niemand anderes. Ob der Nachbar sich gerade mit einem Hammer auf den Fuß gehauen hat oder ob er eine Million im Lotto gewonnen hat, spielt für dein persönliches Glücksempfinden keine Rolle. Du kannst es drehen, wie du willst: Wenn du ehrlich bist, möchtest du gar niemand anderes sein als du selbst. Vergleiche dich deswegen nicht zu sehr mit anderen Menschen.

Auf jeden Fall tut es immer gut, wenn du dir sagst, was für ein toller Mensch du eigentlich bist. Es kann dir sehr helfen, dass du dir einen Zettel greifst und aufschreibst, was alles fehlen würde, wenn du fehlen würdest. Auch wenn es nur lächerliche Kleinigkeiten sind, schreibe auf, was es auf dieser Welt alles gibt, weil es dich gibt. Das kann zum Beispiel die Pflanze sein, die du in den Vorgarten gepflanzt hast. Oder die Tatsache, dass du vor 30 Jahren mal ein Herz in eine Baumrinde geritzt hast.

Umgib dich auch mit Menschen, zu denen du ein gutes Verhältnis hast und die dir guttun. Schwierig wird deine Situation, wenn du alleine durch musst. Dann solltest du deine Lage realistisch einschätzen und dir eingestehen, dass du professionelle Hilfe brauchst. Denn wenn es dir ohnehin schlechtgeht, ist dein Selbstwertgefühl noch mehr im Keller. Du brauchst dann unbedingt eine Person, die dir guttut. Das funktioniert auch, wenn du diesem Mensch Geld für seine Hilfe zahlst.

Das will ich nicht akzeptieren. Ich habe volles Verständnis, wenn du mit deinem Diabetes-Problem haderst. Tatsächlich erscheint es dir auf den ersten Blick inakzeptabel. Doch wenn du dich darin verrennst und diese Einstellung für alle Zeiten fest zementierst, verbaust du dir die Chance auf dein neues Leben. Du musst handeln, sonst kannst du keine Situation verändern. Dies gilt vor allem für die Situation, die du selbst als *nicht akzeptabel* eingeschätzt hast. Die Grundlage aller deiner Veränderungen ist, dass du deine jetzige Situation *akzeptierst*. Bitte verwechsele das Wort *akzeptieren* nicht mit dem Wort *gutheißen*. Dieser kleine, aber feine Unterschied wird oft vernachlässigt. Du sollst nicht gutheißen, dass du diabeteskrank bist, aber du musst es akzeptieren. Die Akzeptanz deiner Krankheit bedeutet ebenso nicht, dass alles bleiben muss, wie es ist. Das hast du allein in deiner Hand. Im Prinzip kannst du alles in deinem Leben ändern.

Das kann ich nicht. Niemand sagt diesen Satz einfach nur so. Zumeist folgt eine Begründung, zum Beispiel »Mir ist das zu anstrengend« oder »Mir ist das zu teuer«. Deswegen musst du dich zunächst fragen, ob deine Begründung wirklich deiner tiefsten inneren Überzeugung entspricht. Schaffst du es wirklich nicht, Veränderungen herbeizuführen? Du hast also das Gefühl, ein passives Opfer zu sein. Du leidest und du bist bedeutungslos. Oft sagen Patienten dann »Die anderen müssen etwas tun« und meinen damit Ärzte, Krankenkassen oder Angehörige. Die Patienten sind davon überzeugt, dass ihre innere Überzeugung das Ergebnis einer objektiven Sachlage ist. Doch das stimmt nicht. Objektiv gesehen muss etwas noch lange nicht zu deinem subjektiven Leid führen. Doch es ist von Mutter Natur so vorgesehen, dass uns unsere subjektiven Erlebnisse quasi als objektive Tatsachen vorkommen. Ansonsten wäre ein menschliches Leben nicht möglich, da wir jede

Sekunde unseres Lebens damit verbringen würden, uns zu überlegen, ob dieses und jenes nun richtig oder falsch sei. Dann würden wir alle verrückt werden. Es ist gut, dass unser Gehirn uns immer Objektivität vorgaukelt. Doch du musst aufpassen, wenn du in eine gedankliche Sackgasse rutschst. Dann helfen dir deine quasi-objektiven inneren Überzeugungen nicht mehr weiter. Deine feste Meinung ist dann eher hinderlich. Du musst deine inneren Überzeugungen immer wieder neu anpassen. Und du wirst feststellen, dass du doch eher subjektiv bist in deinen Ansichten. Es stimmt übrigens nicht, dass sich alte Menschen nicht mehr ändern können. Ich gebe zu, dass es jungen Menschen leichterfällt, ihr Leben zu ändern. Wie sagten meine Großeltern immer so treffend: »Was Hänschen nicht lernt, lernt Hans nimmer mehr.« Du musst lernen, Situationen neu einzuschätzen. Das Glas ist ab jetzt nicht mehr halb leer, sondern halb voll. Wenn deine neuen Erkenntnisse mit deinen alten Überzeugungen kollidieren, ist das eine tolle Sache. Ohne diese Kollision geht es nicht. So schaffst du es, dass sich dein »Das kann ich nicht« in ein »Das kann ich doch« umwandelt.

Das kann nicht sein. Auch dieser Satz entsteht aus einem Konflikt zwischen deiner subjektiv empfundenen Meinung und der objektiven Wahrheit. Tief in deinem Inneren ahnst du, dass deine eigenen Wahrheiten nur Teile der echten Wahrheit darstellen. Du hast diese Teilwahrheiten erfunden, um dein tägliches Leben bewältigen zu können. Diese Teilwahrheiten haben häufig die Funktion, dir wie ein Panzer einer Schildkröte Schutz zu bieten. Wenn du dich davon trennen willst, tut das zunächst weh. Oft denken Patienten, dass dieser Schmerz da ist, weil sie versagt hätten. Die wahre Ursache für den Schmerz ist jedoch eine andere. Der Schmerz resultiert aus dem Unterschied, wie die Menschen eigentlich tief in ihrem Wesen sind und wie die Menschen all die Jahre in ihrem aktuellen Alltag gelebt haben. Dann sagen sie oft: »Das kann nicht sein«. Doch sie können die Wahrheit nicht ewig verleugnen. Der Körper macht bei dieser Täuschung nicht mit. Nur wenn du in der Lage bist, erneut zu dir selbst aufzubrechen, schaffst du es, dass dein Handeln, dein Denken und dein Wesen wieder übereinstimmen werden.

Das will ich nicht. Jeder, der einmal mit kleinen Kindern zu tun hatte, kennt diesen Satz. Kinder sind gerne trotzig. Trotz gehört natürlicherweise zum Alter des Kindes und auch des Jugendlichen. In ihrer Trotzphase loten Kinder die eigenen Grenzen aus. Jugendliche geben sich gerne bockig, um sich von den Vorgaben der Eltern freizuschwimmen. Deswegen darfst du Trotz nicht generell als etwas Schlechtes ansehen. Wenn du das Glück hattest, in deiner Jugend deinen Trotz richtig eingesetzt zu haben, solltest du über größere soziale und emotionale Freiheit verfügen. Dann hast du generell wichtige Schritte in deiner Entwicklung zur Erlangung einer größeren Klarheit getan. In der Entwicklung von Kindern und Jugendlichen darf man Trotz generell also nicht unterschätzen. Denn aus Sicht der Heranwachsenden bedeutet Trotz, dass sie versuchen, die eigenen Werte und Wahrheiten zu beschützen. Ganz schwierig wird die Sache, wenn die Erwachsenen versuchen, den Willen des jungen Menschen zu brechen. Aber auch das Gegenteil ist möglich. Nämlich dann, wenn Trotz ein klares Anzeichen dafür ist, dass jüngere Menschen bis 30 noch nicht die nächsten Treppenstufen ihrer Entwicklung erklommen haben. Einige Erwachsene bleiben zum Beispiel ihr Leben lang in der Pubertät stecken. Klassischerweise passiert dies dann, wenn das Kind ein Leben lang an der Seite eines Elternteils bleiben möchte. Doch wenn alles mit richtigen Dingen vor sich geht, schaffst du es im Erwachsenenalter, deinen kindlichen Trotz in eine reifere Form umzuwandeln. Ganz wichtig ist es hierbei, dass du über dich selbst reflektierst, deine Wünsche und deinen Willen überprüfst und erst dann deinen eigenen Willen durchsetzt. Das setzt ein klares Bewusstsein voraus und die Fähigkeit, dass du Kompromisse eingehen kannst. Wenn es an dieser Stelle jedoch hapert, bremst dich dein Trotz aus. Zu guter Letzt können deine Worte »Das will ich nicht« auch bedeuten, dass du dich einfach an deine missliche Lage gewöhnt hast. Dabei gibt es für dich zu bedenken, dass sich deine Lebenssituation immer wieder verändert. Deine Aussage »Das will ich nicht« bleibt jedoch gleich. Dein Leidensdruck wird noch zunehmen, weil du noch weniger Möglichkeiten hast, zu reagieren.

Meditation hilft, aber leider nicht allen Menschen

Es existieren mittlerweile umfangreiche Studien, dass Meditation wirklich gut gegen Diabetes hilft. Dummerweise gibt es ein großes Problem. Du kannst generell davon ausgehen, dass es sechs grundverschiedene psychische Veranlagungen in uns Menschen gibt. Du gehst nur dann richtig steil auf Meditation und kannst am Ende deinen Blutzucker in die Schranken weisen, wenn dir Meditation liegt. Mir persönlich liegt Meditation leider gar nicht.

Ich möchte dir kurz die sechs verschiedenen psychischen Veranlagungen nennen:

1. Ich muss mich körperlich verausgaben, um abzuschalten!
2. Ohne Wärmflasche fehlt mir was!
3. Ich bohre lieber fünfhundert Löcher in die Wand als nur rumzuliegen!
4. Ganz leichte Berührungen nehme ich eindrücklich wahr!
5. Literatur, Musik und Ästhetik sind mir super wichtig!
6. Es können nicht zu viele Freunde um mich sein!

Ich persönlich gehöre ganz klar in die Kategorie Nummer 3 und ein bisschen weniger stark in die Kategorie Nummer 1. Mit stundenlangem Meditieren habe ich es allerdings nicht so. Trotzdem kann ich wirklich jedem folgende Meditationsübung ans Herz legen.

Schalte alle nervtötende Elektronik aus und sorge dafür, dass du auch nicht von der Haustürklingel oder dem Festnetztelefon gestört werden kannst. Dann legst du dich für genau 30 Minuten auf eine Isomatte und starrst an die Decke. Ich persönlich gehe für diese Übung tatsächlich manchmal in meinen Bastelkeller. Denn dort unten bin ich garantiert ungestört. Ebenso rolle ich mir ein ganz normales Handtuch zu einer festen Handtuch-Wurst und lege mir diese Rolle unter meine Wirbelsäule. Und zwar genau dahin, wo der Übergang der Brustwirbelsäule in die Lendenwirbelsäule lokalisiert ist. Probiere einfach aus, ob das für dich vielleicht auch bequemer ist. Nimm zu Beginn eine Rolle mit einem kleinen Durchmesser. Erst wenn deine Rückenmuskulatur nach einer Minute völlig entspannt ist, wirst du den positiven Effekt dieser einfachen Übung bemerken. Als ich sie um das Jahr 2002 zum ersten Mal gemacht habe, hat es in meinem Rücken mehrfach geknackt. Nach den 30 Minuten auf der Handtuchrolle waren meine Verspannungen weg und mir ging es prima. Entspannt im Kopf war ich obendrein.

Hypnosystemik – der Weg, wie du etwas ändern kannst

Jetzt geht es um das Thema Hypnosystemik. Das ist eine psychotherapeutische Methode. Ich halte Hypnosystemik für die Methode mit den größten Erfolgschancen, wenn es um irgendwelche Änderungen im Alltag geht. Die Hypnosystemik wurde vom deutschen Arzt Dr. Gunter Schmidt entwickelt. Sie hilft generell bei allen Problemfeldern, sei es Zeitmanagement, die Unfähigkeit, »Nein« zu sagen, oder irgendwelchen Versagensängsten. Da dieses Buch aber von Diabetes handelt, soll sich die Hypnosystemik in deinem Leben um Diabetes kümmern. Hypnosystemik sieht alles Menschliche als Duo an. Das Duo besteht aus den Komponenten »Wie sind deine inneren Prozesse« und »Wie interagierst du mit der Welt«.

Eingefahrene Verhaltensmuster sind etwas Gutes

Die Menschen sind solch eine erfolgreiche Spezies auf diesem Planeten, weil sie von Generation zu Generation Verhaltensmuster und Reflexe weitervererben. Denk nur daran, dass alle Menschen auf dieser Welt reflexartig ein Bein ausstrecken, wenn sie an einem Hindernis ins Straucheln geraten. Daneben existieren aber auch noch angelernte Verhaltensmuster. Diese Verhaltensmuster hast du so früh in deinem Leben verinnerlicht, dass sie dir mittlerweile als automatisch vorkommen. Doch auch wenn du etwas vollkommen unbewusst machst, dann gibt es in deinem Gehirn konkrete Nervenverschaltungen dafür. Im Sprachgebrauch sagen wir dazu »Bauchgefühl«. Aber dein Bauch hat damit eigentlich nichts zu tun. Auch dein Bauchgefühl ist als konkrete Nervenverschaltung in deinem Gehirn angelegt. Das große Problem ist nun, dass deine automatischen Muster immer schneller und stärker sind als dein eigenständiger Wille. Du kannst dir also hundertmal sagen, dass du ab morgen in sportlicher Askese und ohne Alkohol leben willst. Trotzdem wirst du spätestens nach 48 Stunden in deine alten Muster zurückfallen und wieder mit Chips und Bier vor dem Fernseher enden. Hier schlägt die große Stunde der Hypnosystemik. Denn die Hypnosystemik hat die besten Erfolgschancen, wenn es darum geht, wirklich etwas zu verändern.

Hypnosystemik tut weh

Deswegen geht die Hypnosystemik dahin, wo es weh tut. Ein junger, ständig unter Dampf stehender Manager muss einsehen, dass er Entscheidungen delegieren muss und dass er einfach ruhiger leben muss. Ein ängstlicher Kuschelbär, der als Grundschullehrer schon von Erstklässlern gemobbt wird und deswegen den ganzen Tag zur Schokolade greift, muss weg von Schokolade und runter von seinem gemütlichen Kuschelsofa und stattdessen maßvoll Sport treiben. Der eigenständige Wille schafft es höchstens für ein paar Wochen, den Manager zu beruhigen und den Kuschelbär zu aktivieren. Die Hypnosystemik hat jedoch das Potenzial, etwas wirklich für immer in deinem Leben zu verändern. Dabei ist es ganz normal, dass du irgendwann einmal Rückschläge erleiden wirst. Unter Hypnosystemikern kursiert der schöne Begriff der »Ehrenrunden ins alte Verhalten«. Ehrenrunden sind nicht schlimm, sie sind menschlich und sie sollen dir auch keine großen Sorgen machen. Wichtig ist nur, dass du irgendwann aus der Ehrenrunde wieder rauskommst und deinen Weg weitergehst.

Dass du dich nach einer Ehrenrunde selbst mit harter Askese bestrafst, ist übrigens kontraproduktiv. Sieh einfach ein, dass du kurz in ein altes Verhalten zurückgefallen bist. Dann schüttelst du dich wie ein Hund, der aus dem Wasser steigt oder eben Stress abschüttelt, und machst mit dem Weg in dein neues Leben weiter.

Hypnosystemik sieht die Welt anders

Wenn du althergebracht auf die Welt schaust, dann sagst du dir, dass du ein Problem hast und nach einer Lösung suchst. Dein Hypnosystemiker wird dir aber sagen, dass du dir dein Problem selbst machst und dass du dir deswegen auch eine Lösung machen kannst. Denn in der Realität existieren eigentlich nur *Phänomene* und keine *Probleme*. Probleme entstehen erst in deinem Kopf aus deiner Wahrnehmung der Phänomene in der Welt. Für uns als Küchenpsychologen reicht es, wenn wir die Hypnosystemik in folgende vier große Felder einteilen:

1. deine Wunschziele,
2. deine Selbstkritik,
3. dein Glück und
4. deine Interaktion mit der Welt.

Deine Wunschziele

Ganz wichtig ist, dass du realistische Ziele für dein zukünftiges Leben anvisiert. Ein realistisches Ziel könnte es zum Beispiel sein, dass du in zwölf Monaten eine Kleidergröße weniger hast. Ein großes Hemmnis in der Praxis ist, dass viele Menschen negative Gedanken oder Gefühle bekommen, wenn sie sich nur vorstellen, dass sie Gewicht verlieren, sich gesund ernähren und auf Zucker verzichten sollen. Einige Menschen verfallen geradezu in Panik. Doch sobald nur ein Hauch eines schlechten Gefühls in dir aufsteigt, hast du schon verloren. Das eventuelle schlechte Gefühl kommt übrigens aus deinem Unbewusstsein. Während dein Verstand dir also sagt, dass Abnehmen und gesunde Ernährung toll sind, ist dein Bauchgefühl einer komplett anderen Meinung. Dein Verstand muss dein Bauchgefühl also austricksen. Dazu ist es ganz wichtig, dass du ausschließlich positive Wunschziele formulierst. Ebenso wichtig ist es, dass du das Wörtchen »kein« vermeidest. Wenn du also sagst »Ich möchte *keinen* Diabetes mehr haben«, »Ich will *keine* Chips mehr essen« oder »Ich will *kein* Bier mehr trinken«, dann überhört dein Unbewusstes sozusagen das Wörtchen »kein«.

Dein Bauchgefühl bemerkt nur die Worte »Diabetes«, »Chips« und »Bier«. Gute Zielvorstellungen wären also zum Beispiel »Ich möchte mich mit leckeren gesunden Lebensmitteln satt essen« oder »Ich möchte meinen HbA1c ohne Medikamente im Griff haben«.

Du musst für ein Andenken sorgen. Du brauchst irgendein haptisches Ding, das dich an dein Wunschziel erinnert. Es hilft in der Praxis sehr, wenn dieses Ding nicht allzu groß ist, dann kannst du es auch auf Geschäftsreisen oder in den Urlaub mitnehmen. Dieses Ding erinnert dich im Idealfall immer daran, »was da schon an Positivem ist« und »was jetzt neu beginnt«. Das Ding soll dich überhaupt nicht daran erinnern, »was mal war«.

Deine Selbstkritik

In der Hypnosystemik gibt es den feststehenden Begriff des inneren Kritikers. Dein innerer Kritiker beobachtet alles, was du den ganzen Tag über tust, und ist dabei ein echter Blödmann, denn er kommentiert alle deine Aktionen und ist dabei nie nett zu dir. Dein innerer Kritiker demotiviert dich. Schnell bist du frustriert und lässt all guten Pläne sausen. Dann rauschst du in einen Jo-Jo-Effekt, wie er im Buche steht. Du musst also lernen, deinen inneren Kritiker auf Abstand zu halten. Dazu ist es zu Beginn der beste Schritt, dass du alles aufschreibst, was dein innerer Kritiker so von sich gibt. Als zweiten Schritt gibst du deinem inneren Kritiker einen Namen. Ja, mir ist bewusst, dass sich das sehr esoterisch anhört. Aber es hilft dir wirklich ungemein, wenn dein innerer Kritiker einen konkreten Namen trägt, denn du sollst mehrmals am Tag mit ihm sprechen. Allerdings musst du noch einen Schritt weitergehen und ein ganzes inneres Team aufbauen. Denn du brauchst unbedingt andere Mitspieler, die dich positiv beeinflussen. Dies sind sozusagen virtuelle Trainer, Freunde oder Geliebte. Und wenn dein innerer Kritiker dann wieder Hasstiraden über dich ausschüttet, dann sagst du ganz konkret zu ihm: »Lieber XYZ, danke, dass du so auf mich aufpasst. Ich verstehe deine Kritik, aber ich muss kurz mit dem gesamten inneren Team besprechen, was ich jetzt tun werde.«

Dein Glück

Hypnosystemik hilft immer, wenn Menschen etwas in ihrem Leben verändern wollen. Du willst deine Ernährung verändern. In diesem Fall kommt ein wesentliches Element hinzu, das zum Beispiel beim Thema Zeitmanagement gar keine Rolle spielt. Dieses wesentliche Element ist Haushaltszucker. Denn Zucker macht süchtig. Der Verzehr von Zucker führt im Gehirn zu einer Produktion des Hormons Serotonin. Serotonin nennt sich auch Glückshormon. Die Veränderungen im Gehirn sind vergleichbar mit den Veränderungen, die nach dem Schnupfen von Kokain auftreten. Forscher können diese Veränderungen heutzutage im CT sichtbar machen.

Für alle Menschen mit Diabetes wäre es das Beste, wenn sie komplett auf Zucker verzichten würden. Der Grund dafür ist gar nicht so sehr, dass der Stoffwechsel extrem leidet, denn mit geringen Mengen Haushaltszucker kommt sogar der Stoffwechsel des Diabetikers klar. Das Problem ist die Sucht-Komponente. Wenn du dir immer ein bisschen Zucker erlaubst, ist es nur eine Frage der Zeit, bis du wieder als kompletter Zucker-Junkie durch die Gegend irrst. Wir alle sind in unserer Kindheit und Jugend mit Haushaltszucker aus Süßigkeiten in Berührung gekommen. Haushaltszucker ist unbewusst auch oft mit Trost und Beruhigung verbunden. Du musst also unbedingt eine andere Methode finden, um Trost und Beruhigung zu finden. Das könnte das Lesen eines Buches sein, Musikhören, Gymnastik machen, in die Sauna gehen. Aber der Griff zu Süßigkeiten ist bei vielen Menschen eine uralte Angewohnheit. Die Hypnosystemik sagt zu diesen alten Angewohnheiten: »Die Nervenverschaltungen im Gehirn sind groß und breit wie Autobahnen«. Wenn du jetzt den Schritt in ein neues Leben wagst, sind deine neuen gesundheitsförderlichen Gewohnheiten zunächst ganz schmale Trampelpfade. Die Macht der Hypnosystemik besteht nun darin, dass sie schmale Trampelpfade zu mächtigen Autobahnen ausbauen kann. Nur dann hast du die Chance, neue gesunde Lebensgewohnheiten dauerhaft in deiner Psyche zu verankern.

Du musst am besten wirklich laut und deutlich »Stopp« sagen, wenn du wieder mal zur Schokolade greifst. Deine Psyche funktioniert hier genauso wie die Psyche eines verzogenen Hundes, der von einem Hundetrainer neu konditioniert wird. Der Unterschied ist lediglich, dass neben dir kein Hundetrainer eine Tröte trötet, weil du unsinnig rumbellst. Du selbst musst dein eigener Trainer sein und dir selbst ein lautes »Stopp« sagen, wenn du zur Schokolade greifst. Das »Stopp« ist elementar wichtig.

Deine Interaktion mit der Welt

Du musst dein Gehirn als einen Muskel ansehen, den du trainieren kannst. Wie jedes Training muss auch die Hypnosystemik die magische Grenze von 30 Tagen erfolgreich überwinden. Dabei agierst du aber nicht allein, denn egal wie du lebst, du bist immer ein Teil irgendwelcher Systeme. Ich rede hier von deiner Familie, deiner Herkunftsfamilie, deinem Freundeskreis, deinem beruflichen Umfeld, deiner religiösen Zugehörigkeit, deiner sozialen Schicht, deiner Wohnumgebung, überhaupt deiner ganzen Region und Kultur. Immer werden irgendwelche Konflikte innerhalb dieser Systeme und zwischen diesen Systemen auftreten. Andere Menschen haben völlig andere Erwartungen an dich als du selbst. Und wie du jetzt weißt, haben sogar in dir dein inneres Team, dein innerer Kritiker und dein Verstand nochmals andere Ansichten. Dass dieses große System völlig reibungslos wie eine gut geölte Schweizer Taschenuhr funktioniert, ist eine Illusion.

Manchmal geht man ein Problem mit einem untauglichen Lösungsversuch an. Doch meistens bietet eine Problemsituation auch schon die mögliche Lösung. Manchmal braucht es nur eine kleine Veränderung oder einen Wechsel der Perspektive, um aus einem Problem eine Lösung zu machen. Du musst dich deiner eigenen Ressourcen erinnern, deine Selbstorganisation fördern und eventuelle Blockaden beseitigen. Wie immer ist der erste Schritt der schwierigste.

Du darfst auf keinen Fall nur einseitig auf rationale Erkenntnisse setzen. Ebenso bringt dich klassisches Schwarz-Weiß-Denken nicht weiter. Im westlichen Denken stecken die Menschen oft zwischen zwei

Möglichkeiten fest. Deine Interaktion mit der Welt basiert logischerweise immer auf deinem Gehirn. In deinem Gehirn gibt es die logische bzw. willentliche Komponente. Auf der anderen Seite existiert aber auch die pure Emotion. Die Hypnosystemik wird dir dabei helfen, beide Seiten so zu verknüpfen, dass du Erfolg hast.

Dein Therapeut wird dich in Trance setzen. Das ist überhaupt keine große Sache. Du sollst einfach kurz in dich kehren, meist sollst du die Augen schließen. Auf jeden Fall sollst du dich entspannen. Dann wird dein Therapeut dir irgendwelche Fragen stellen oder dir irgendwelche Sätze sagen. Das ist eine so individuelle Sache, dass ich an dieser Stelle wirklich nicht darauf eingehen kann. Ich beschreibe dir aber später symbolhaft, was in meinen eigenen Sitzungen passiert ist. Solch eine Sitzung nennt sich auch Coaching. Gutes Coaching hat Ähnlichkeit mit Tennisspielen. Der Ball und die Gedanken müssen immer hin- und herfliegen. Tennisspielen muss auch nicht immer unter höchster Anstrengung und mit superkomplizierten Schlägen stattfinden. Tennisspielen kann auch Spaß machen, wenn man sich einfach nur bemüht, den Ball übers Netz zu spielen. Beim Coaching bedeutet das: ganz einfache Fragen und ganz einfache Antworten.

Als Fragen getarnte Ratschläge

Schon wenn dein Coach dir eine ganz einfache Frage stellt, dann löst das etwas in dir aus. Deswegen liefern deine Antworten mehr als nur die reine Information. Eine gut gestellte Frage ist gleichzeitig der Beginn eines positiven Prozesses in dir. Fragen haben zudem den Vorteil, dass du selbst auf manche Fakten, Ideen oder Lösungsmöglichkeiten kommen kannst. Du behältst also deine Autonomie. Deswegen funktionieren Fragen oftmals besser, als wenn du konkrete Vorgaben bekommen würdest.

Dein Coach wird sehr schnell merken, wenn deine Zielvorstellungen negativ formuliert sind oder wenn deine Gedanken zu sehr um deine eigenen Probleme kreisen. Beides verbaut dir den Weg in deine positive Zukunft. In so einem Fall kann dein Therapeut die tollsten und hilfreichsten Lösungsvorschläge anbieten, sie alle werden nicht helfen. Denn dein Unbewusstes ist wieder mal stärker und schneller als deine absichtlich gedachten Gedanken. Und da hilft nur eines: Du musst dich immer wieder in kleinsten Etappen daran erinnern, welche Fähigkeiten du hast und wohin deine positive Reise gehen soll.

Da es in diesem Buch und bei deinem Weg um Diabetes geht, willst du also gesunde Lebensmittel schlemmen und dich manchmal körperlich bewegen. Dieses Ziel ist eigentlich viel einfacher zu erreichen, als beispielsweise das Ziel, als schüchterner Manager vor hunderten von Leuten sprechen zu müssen. Denn selbst wenn der Manager mehrere Rhetorikseminare belegt hat, kann es sein, dass er die Zuhörer immer noch langweilt. Wenn du aber zweimal die Woche auf dein Fahrrad steigst, dann wirst du garantiert sportlicher. Garantiert. Und je sportlicher du bist, desto besser werden deine Blutzuckerwerte sein.

Es gibt keine Probleme mehr, es gibt nur noch Lösungen

Ein guter Coach wird sich nach dir richten. Er bemerkt, ob du schnell oder langsam, leise oder laut bist. Dazu setzt der Therapeut alle fünf Sinne ein. Redest du also leise und langsam in blumigen Bildern, dann wird ein guter Coach dir in ebensolcher Art seine Fragen stellen. Natürlich gibt es in den einschlägigen Ratgebern für Coaches auch so ein paar Tipps, die immer wieder auftauchen. Beispielsweise: Schaut der Klient (also du) beim Reden mit den Augen nach oben, dann ist er im visuellen Denken. Schaut er seitlich, dann denkt er auditorisch. Guckt der Klient nach unten, dann sind große Gefühle im Spiel …

Du sollst zwar nichts davon bemerken, trotzdem übernimmt dein Therapeut natürlich schnell die Führungsrolle bei eurem Frage-Antwort-Tennisspiel. Die meisten Coaches vermeiden die Benutzung von klassischen Ja-Nein-Fragen. Stattdessen greifen sie zu indirekten Fragen. Dann merkt der Klient nämlich gar nicht, wie er latent in die richtige Richtung geleitet wird. Gerne genommen sind auch sogenannte Skalierungsfragen (»Auf einer Skala von 1 bis 10, wo stehst du mit deiner Ernährung?«). Gibst du als Antwort dann die 2, hat dein Coach schon einen Punkt gefunden, an dem weiter gearbeitet werden kann. Denn sonst hättest du als Antwort »1« gesagt. Auf diesem kleinen Detail kann der Coach dann die hypnosystemische Therapie verankern.

Meine Brücke zwischen Bewusstem und Unbewusstem

Ich möchte dir stichwortartig meine Reise beschreiben, als ich selbst zu einem Coach für Hypnosystemik gegangen bin. Wir haben zusammen festgestellt, dass meine Großeltern immer noch Einfluss auf mich haben. Meinen Großeltern war ich bekanntlich zu dürr. Sie wollten immer, dass ich ganz viel esse, damit ich so dick werde wie mein Opa. Daneben existiert noch Axl. Axl ist der kleine Rebell. Er lässt mich immer unlogische, ungesunde oder unhöfliche Sachen machen. Meine Mutter und mein Vater hingegen sind in meinem psychischen Befinden bezüglich Gewicht und Ernährung zweitrangig, deswegen konnten wir meine Eltern im Prinzip im Coaching übergehen.

Wie du nun weißt, muss man seine Ziele positiv formulieren. Diese gesamte Gemengelage führte also zu folgendem Bild, das mein Therapeut und ich zusammen entwickelt haben.

Ich sitze auf einem Berg in Südfrankreich und schaue auf die endlose Weite, die vor mir liegt. Meine Großeltern stehen hinter und etwas unterhalb von mir am Fuße des Berges. Ich drehe mich zu meinen Großeltern um, winke freundlich und sage ihnen: »Liebe Oma und lieber Opa, ich bin dann jetzt mal schlank. Macht euch bitte keine Sorgen um mich.« Axl sitzt neben mir oben auf dem Berg. Ich habe meine Hand auf seine Schulter gelegt und sage ihm: »Geiler Ausblick, was?« Um die ganze Situation mit positiven Gefühlen aufzuladen, imaginiere ich die Farbe Orange, den Geruch von Pinienbäumen und das leise Klingeln eines Glöckchens im Wind. Mein Bauch fühlt sich rank und schlank an. Er ist biegsam wie Bambus, aber auch widerstandsfähig wie Bambus. Um das Ganze zum Abschluss zu bringen, fasse ich im realen Leben mit beiden Händen an meinen Bauch und freue mich, dass mein Bauch da ist.

Erinnert werde ich an diese ganze Geschichte durch eine selbstgemalte Skizze auf einem Blatt Papier.

Wenn du dieses Buch bis hierhin gelesen hast, dann weißt du, dass ich mit Esoterik nichts am Hut habe. Als mein Therapeut damit angefangen hat, die Sache mit dem Berg in Südfrankreich zu etablieren, habe ich aus reiner Höflichkeit mitgemacht. Tief in mir habe ich gedacht, dass dieser esoterische Schwachsinn meine Zeit und mein Geld verplempert. Doch schon 14 Tage später war mir klar, dass genau das Gegenteil eingetreten war. Die hypnosystemische Imagination mit dem Berg, meinen Großeltern, Axl und den anderen Details war genau der Mosaikstein, der neue Muster in meinem Leben festigen konnte. Du solltest unbedingt einen Termin bei einem Hypnosystemik-Coach buchen, wenn es dir mit der natürlichen Therapie deines Diabetes ernst ist. Rechne mit etwa 1000 Euro Kosten für 8 bis 10 Sitzungen. Hypnosystemik ist keine Esoterik.

Prävention tut Not

Die Raucherlunge, Probleme mit dem Herz oder Kreislauf, Übergewicht, Diabetes und die allermeisten Krebsfälle gehören zu den »nicht übertragbaren Krankheiten« (non-communicable deseases, NCD). Im Deutschen Ärzteblatt Nr. 7 vom Februar 2023 hat es ein Artikel über NCD auf das Titelblatt geschafft. Die Kernaussagen des Artikels sind dramatisch. Weltweit sterben jährlich 41 Millionen Menschen an NCD. Das sind etwa drei Viertel aller Todesfälle. Für Deutschland beziffert das Robert Koch-Institut diese Zahl sogar höher als 90 Prozent. Natürlich ahnten die Ärzte schon seit Jahrzehnten von diesen Fakten.

Ich kann mich noch gut erinnern, wie ich als Student zum ersten Mal auf der inneren Station hinter dem Chefarzt zur Visite herlaufen durfte. Diese Erfahrung war damals ein sehr einschneidendes Erweckungserlebnis für mich und hat massive Zweifel über meinen weiteren Werdegang als Schulmediziner in meiner Psyche verankert. Mir wurde damals schlagartig klar, dass wir etwa 15 Prozent unserer Patienten gar nicht helfen konnten. Die hatten einfach Pech und eine schlimme, unheilbare (aber angeborene) Krankheit. Dann gab es etwa 70 Prozent, die ganz klar aufgrund von Zivilisationskrankheiten im Krankenhaus gelandet waren. Hätten diese Menschen ohne Stress, ohne Alkohol, ohne Zigaretten, mit gesunder Ernährung und mit etwas Bewegung glücklich auf einer einsamen Insel gelebt, dann wären sie nicht krank geworden. Übrig blieben also ungefähr 15 Prozent an Patienten, bei denen unsere schulmedizinische Behandlung zum einen vollkommen sinnvoll und zum anderen erfolgversprechend war. Als ich kurze Zeit später in meiner studentischen Ausbildung in der chirurgischen Abteilung gearbeitet habe, wurde meine Skepsis bezüglich des Krankenhaus-Alltags noch größer. Einmal musste ich nämlich sage und schreibe zehn Stunden lang Operationshaken im Körper eines Rauchers halten. Meine Chefs versuchten damals, das Bein zu retten. Am nächsten Tag sollte ich bei diesem Patienten nach den Operationswunden schauen und Verbände wechseln. Doch der Patient lag nicht in seinem Bett. Stattdessen zog sich – wie in einem schlechten

Horrorfilm – eine Blutspur quer durch das Zimmer, über den Flur und bis auf den Balkon. Dort stand der Patient und rauchte. In dem Moment habe ich gemerkt, dass ich kein Helfersyndrom habe und eventuell unglücklich im deutschen Gesundheitssystem werden würde. Ein guter Krankenhausarzt hätte vielleicht gedacht: »Du armer süchtiger Raucher, aber du kannst ja nicht anders, ich muss dir helfen.« Ich hingegen habe mir gedacht: »Du Affe, warum habe ich mir gestern zehn Stunden lang die Arme aus dem Leib gezogen, damit wir dein scheiß Bein retten?«

Vor einigen Jahren noch hatte das Gesundheitssystem genug Geld und obwohl alle Beteiligten von den oben genannten Missständen wussten, verballerte die gesetzliche Krankenversicherung GKV das Geld mit vollen Händen. Diese Zeiten sind jetzt in den 2020er-Jahren endgültig vorbei. Durch den demographischen Wandel haben wir immer weniger Ärzte, aber immer mehr Patienten. Dazu gehören jedoch nicht nur die uralten (geriatrischen) Patienten. Nein, es kommen immer mehr jüngere Menschen mit lebensstilbedingten Erkrankungen, also NCD, hinzu. Ein Mensch mit Diabetes belastet die Krankenkassen jedes Jahr um etwa 2500 Euro mehr als dies gleichaltrige Personen des gleichen Geschlechts ohne Diabetes tun. Allein dieser Effekt summiert sich jedes Jahr auf rund 15 Milliarden Euro. Dazu addieren sich die indirekten gesellschaftlichen Kosten von Diabetes (etwa durch Krankheitstage oder Frühverrentung) auf nochmals 15 Milliarden Euro. Unterm Strich landen wir dann bei besagten sechs Berliner BER-Flughäfen pro Jahr – nur für Diabetes.

Aber wir geben auch Milliarden für die Krebsforschung aus. Doch mittlerweile ist klar, dass wir 50 Prozent der Krebserkrankungen durch Prävention verhindern könnten. Betrachten wir die Herz-Kreislauf-Erkrankungen, dann liegt diese Zahl sogar bei 70 Prozent. Ich bin kein Politiker. Ich weiß nicht, ob und wie wir einen präventiven Lebensstil in die Gesellschaft bringen können, sollten oder wollen. Aber jedem Mediziner und Forscher ist klar, dass die folgenden Tipps das individuelle Risiko für NCD deutlich reduzieren (die Liste stammt übrigens von der WHO):

- nicht rauchen
- selbst kochen und Industrieprodukte meiden
- maximal 6 Gramm Salz pro Tag ins Essen streuen
- Stress reduzieren
- etwa 7 Stunden schlafen
- mindestens 150 Minuten leichte körperliche Aktivität pro Woche, dazu einmal in der Woche muskelkräftigender Sport
- Männer sollten pro Tag 2 Liter Wasser trinken und Frauen 1,6 Liter
- Drogen meiden, Alkohol auf ein Minimum beschränken
- stundenlanges Sonnenbaden unterlassen

Mit diesen Axiomen kannst du deinen Diabetes dein Leben lang in die Schranken verweisen. Alle Tipps stehen in diesem Buch. Du solltest damit Gewicht verlieren und deinen Diabetes ohne Medikamente im Griff haben. ABER: Du siehst dann noch nicht so aus, wie du eventuell aussehen möchtest. Viele möchten ein Sixpack haben – also sichtbare Muskeln am Bauch. Oft werden die Menschen richtig eitel, wenn sie erstmal angefangen haben, die Ernährung umzustellen. Ein Sixpack klappt auch bei 60-Jährigen. Doch der Weg zum Sixpack geht weit über ein »Ich will nur gesund sein«-Leben hinaus. Für das Sixpack musst du wirklich Kalorien zählen, dich um die Zusammensetzung der Makronährstoffe in deinen Lebensmitteln sorgen und nach Plan Kraftsport machen. Außerdem musst du für sehr lange Zeit in einem leichten Kaloriendefizit von 300 Kilokalorien pro Tag leben, also gibt es kein intuitives Essen mehr für dich. Kurzum, bitte bekomme eine ganz entspannte Einstellung zum Sixpack. Schlank und gesund alt werden – das reicht.

Kenne deinen Grenzwert für den Langzeitblutzucker

Ich danke dir, dass du dieses Buch gekauft und gelesen hast. In diesem Buch steht sehr viel theoretisches Wissen. Lebst du nach den Tipps aus diesem Buch, wirst du mit gesundem Blutzucker uralt werden können. Aber meine Erfahrung sagt mir, dass viele Leser trotzdem den

Wald vor lauter Bäumen nicht sehen. Viele Menschen verlangen nach einem Stundenplan. Ich will dir gerne solch einen Stundenplan an die Hand geben. Aber es wäre des Guten zu viel gewesen, diesen Stundenplan noch in dieses Buch zu quetschen. Deswegen schreibe ich ein zweites Buch, dessen Titel aktuell natürlich noch nicht feststeht. Schaue am besten beim TRIAS Verlag nach neuen Veröffentlichungen oder frage beim Buchhändler einfach immer wieder nach, ob es ein neues Buch von mir gibt. Darin wirst du dann so gut wie keinen theoretischen Background finden, dafür aber einen ganz konkreten Plan, wie du drei Monate leben sollst, um deinen Diabetes auf natürliche Art und Weise in die Schranken zu verweisen. Keine Sorge, der Stundenplan wird babyeinfach und wenig herausfordernd sein. Es gibt Rezepte. Und es gibt Kästchen, die du Tag für Tag abhaken sollst. Ich weiß auch schon, wie der erste Tag aussehen wird:

Tagebucheintrag 1

Ich bin zu meinem Arzt gegangen und habe Blutdruck, Puls und alle Blutwerte kontrollieren lassen. Ich habe meinem Arzt von meinen Plänen erzählt und wir haben zusammen über meine Medikamente gesprochen. Ich weiß, dass ich meine Diabetes-Medikamente anpassen muss, weil ich demnächst anders essen werde und mich bewege.

Ich habe einen großen Zettel in meiner Wohnung aufgehängt, auf dem mein persönliches Ziel für die nächsten drei Monate steht. Dieses Ziel lautet

____

____

In der ersten Woche ändere ich erst mal gar nichts an meinem Leben, bis auf eine Neuerung: Ich trinke *vor* Frühstück, Mittag- und Abendessen ein Glas lauwarmes Wasser.

□ Ich habe vor jeder Mahlzeit ein Glas lauwarmes Wasser getrunken. (Kästchen bitte abhaken.)

Unterm Strich gibt es für Menschen mit Diabetes einen ganz wichtigen Parameter. Das ist der Langzeitblutzucker HbA1c. Dieser wird üblicherweise in Prozent angegeben (manchmal jedoch auch in mmol/mol). Der Langzeitblutzucker von Menschen mit Diabetes darf bis 7,0 Prozent (53 mmol/mol) betragen, wenn diese Menschen unter 75 Lebensjahre alt sind. Ist die Person älter, darf der Wert bis 7,5 Prozent (58,5 mmol/mol) steigen. Leben Diabetiker mit diesem Grenzwert für Langzeitblutzucker, ist ihr Risiko für das Auftreten von Folgeschäden statistisch gesehen genauso hoch wie das Risiko der stoffwechselgesunden Bevölkerung. Du kannst diesen Langzeitblutzucker durch Medikamente oder die natürliche Therapie von Diabetes erreichen. Die natürliche Therapie von Diabetes hat allerdings den großen Vorteil, dass sie noch andere Risikofaktoren mindert (Krebs, Alzheimer, Parkinson, Arthrose, Schlaf-Apnoe, Lungenkrankheiten. Schlaganfall und Herzinfarkt sowieso). Wenn du alle Tipps aus diesem Buch umsetzt, lebst du die beste natürliche Therapie gegen Diabetes, die es gibt. Du wirst dann länger und gesünder leben. Und vor allem wird dir dein Leben wieder mehr Spaß machen. Du schaffst das. Ich bin schon jetzt stolz auf dich.

Sachverzeichnis